Marie Gerhard-Herman/Aaron Aday

Manual of Vascular Medicine

血管医学手册

编　著　〔美〕　玛丽·格哈德-赫尔曼
　　　　　　　　亚伦·阿达伊

主　译　赵增仁　刘　刚

天津出版传媒集团
天津科技翻译出版有限公司

著作权合同登记号：图字：02-2021-22

图书在版编目(CIP)数据

血管医学手册 /（美）玛丽·格哈德-赫尔曼
（Marie Gerhard-Herman），（美）亚伦·阿达伊
（Aaron Aday）编著；赵增仁，刘刚主译 . — 天津：天
津科技翻译出版有限公司，2023.8
书名原文：Manual of Vascular Medicine
ISBN 978-7-5433-4372-6

Ⅰ.①血… Ⅱ.①玛… ②亚… ③赵… ④刘… Ⅲ.
①血管疾病-诊疗-手册 Ⅳ.①R543-62

中国国家版本馆 CIP 数据核字（2023）第 117317 号

First published in English under the title
Manual of Vascular Medicine
by Marie Gerhard-Herman and Aaron Aday
Copyright © Springer International Publishing Switzerland, 2020
The edition has been translated and published under licence from
Springer Nature Switzerland AG.

授权单位：Springer Nature Switzerland AG.
出　　版：天津科技翻译出版有限公司
出 版 人：刘子嫒
地　　址：天津市南开区白堤路244号
邮政编码：300192
电　　话：(022)87894896
传　　真：(022)87893237
网　　址：www.tsttpc.com
印　　刷：天津新华印务有限公司
发　　行：全国新华书店
版本记录：890mm×1240mm　32开本　3.75印张　80千字
　　　　　2023年8月第1版　2023年8月第1次印刷
　　　　　定价：45.00元

（如发现印装问题，可与出版社调换）

译者名单

主　译　赵增仁　刘　刚

副主译　郑明奇　于　丁

译　者（按姓氏汉语拼音排序）

曹泽龙　河北医科大学第一医院

柴巧英　邯郸市第一医院

邓彦东　河北医科大学第一医院

董　梁　河北医科大学第一医院

董彦博　河北医科大学第一医院

贺新奇　河北医科大学第一医院

李　滨　河北医科大学第三医院

李　康　河北医科大学第一医院

李　哲　沧州中心医院

刘　峰　河北医科大学第一医院

刘　刚　河北医科大学第一医院

刘　楠　首都医科大学安贞医院

马建伟　河北医科大学第一医院

马可心　河北医科大学第一医院

戚艳超　河北医科大学第一医院

王翠华　河北医科大学第一医院

王　莉　河北医科大学第一医院

于　丁　河北医科大学第一医院

张　磊　河北医科大学第一医院

赵增仁　河北医科大学第一医院

郑明奇　河北医科大学第一医院

中文版序言

《血管医学手册》对血管医学的基本知识进行了介绍,通过与临床场景相结合,以完整或简洁、自我评估等方式,尝试解决血管相关疾病。

本书采用典型临床病例分析的形式,为读者展现血管医学相关知识。书中每个章节均提供了典型病例的简要病史、临床表现和(或)相关检查,并运用血管医学基本知识对病例进行分析,进而介绍血管相关疾病的诊疗方法。作者对病例的分析由浅入深,对于血管疾病基本知识的讲解通俗易懂,能够使读者在学习这些病例后,对涉及多学科的血管医学知识有更清晰、更深刻和更真实的领悟,从而提高读者对于血管疾病的分析能力和判断能力。

本书根据血管类型、血管病病因进行章节分类。其内容涵盖了血管疾病相关知识和热点问题,同时又具有针对性,内容精练且重点突出。而且本书配有疾病相关图表,使用通俗易懂的文字进行具体而形象的注释,使原本晦涩的知识点更容易理解。

本书译者运用自己的临床经验,以尊重原文为原则,将每个病例还原于临床,使得本书可作为血管医学方面的临床医生和医学生的入门以及提高性教材。

未来血管医学的医生可能需要大量多学科交叉知识,希望有志于血管医学的年轻人更多地读书,开拓自己的知识面,更多地掌握如本书所阐述的新理论、新知识。

2023 年 6 月

中文版前言

　　血管医学是将人的血管作为一个整体,研究发生在心、脑、肾、肺、肠道、外周等器官和系统的新型交叉医学专业学科。传统的学科分类如心内科、神经内科、外周血管科等对于血管疾病的综合防治具有一定局限性,无法全面地评估患者的全身血管功能状态。血管医学以全身血管为基础,综合研究发生在多个器官和系统的疾病,包括血管疾病的早期发现,内外科、介入、中西医结合和综合干预治疗,以及康复、终身血管健康管理等。

　　接到出版社的中译本任务,我仔细通读了本书并参与翻译和校稿,深感这本血管医学专著确有特色,值得将其介绍给国内的读者。

　　本书通过真实的临床病例解析,对各个系统的血管疾病生理机制和基本治疗原则进行阐述,内容深入浅出,有助于锻炼临床思维,启发读者自觉思考和学习。

　　本书出版之际,特别感谢全体译者,集体的精诚合作才使得本书能够按期出版。尽管译者已尽最大努力,但仍难以避免存在纰漏,甚至错误,恳请读者予以谅解并不吝赐教,以便谬误能及时得到纠正。

2023 年 5 月

前　言

　　血管医学是一种以解决全身血管问题为目的的医学方法。血管损伤可发生于所有类型的血管,包括四肢、肺、内脏、肾脏、神经系统在内的各级血管均可能出现异常。脉管系统起始于心脏(泵),通过动脉将包含血细胞、激素和营养物质的血液,经毛细血管输送到各个组织。小静脉和中静脉(85%)、淋巴管(15%)收集组织各处的血液,并回流至心脏。各级血管结构和功能的差异,主要由血管内压力和流量决定。例如,血流的压力和流量直接导致了动静脉内皮细胞的分化。血管不同组分的胚胎学起源也不尽相同。例如,主动脉、血管内膜和外膜的信号分子,可以直接作用于中膜的平滑肌细胞层,调节血管张力。

　　动脉血流的减少常由某些固定变化的因素引起,如血管弥散性阻塞、血管狭窄,或者短暂出现的因素如血管痉挛。血管疾病的临床症状可能是轻度的不适,也可能是危及生命的紧急情况。血管流量异常可涉及多种病因,如动脉粥样硬化、血栓、炎症、药物或毒素。在静脉系统及淋巴系统,血液及淋巴的流动会受到各种病理状态的影响。由于血管类型及病因的复杂多样性,血管疾病患者的诊疗方式不统一,并且会涉及多个学科。因此,血管疾病经常给内科医生们带来巨大挑战。

　　血管医学是一门试图全面解决血管相关疾病,并强调多学科诊疗的学科。大多数血管医学的专家来自心血管内科。然而,血管医学的学科培训人员往往来自多个领域，并没有对其基本原理进行明确的描述。美国心脏病学会的核心心血管培训声明解决了该问题，该声明清楚地描述了全面诊断和治疗血管疾病所需要的能力。血管医学随后也被纳入了考试，现在是美国内科医学会心血管考试的一个重要组成部分。

本书的目的是介绍血管医学的基本知识，并通过搭建临床场景、使用完整而简洁的信息、设置自我评估等方式，为医护工作者解决问题。我们希望通过简明的形式展示基础知识，增强临床医生提供诊断和治疗各种心血管疾病的信心，并创建一个可供所有学科应用的工具。

目　录

共同交流探讨
提升专业能力

■■ 智能阅读向导为您严选以下专属服务 ■■

加入【读者社群】　　与书友分享阅读心得，交流探讨专业知识与诊治经验。

领取【推荐书单】　　推荐医学专业好书，助您精进专业能力。

操作步骤指南

微信扫码直接使用资源，无需额外下载任何软件。如需重复使用可再次扫码。或将需要多次使用的资源、工具、服务等添加到微信"收藏"功能。

扫码添加
智能阅读向导

第一章
无创性血管检查

目的

明确何种检查方法最能有效地评估血管功能。

病历概述

患者,女,50岁,瑜伽教练,有风湿性多发性肌痛症病史,临床表现为双侧大腿和小腿疼痛,休息后症状可缓解。

生理检查

生理检查的采集技术包括节段压力测量、脉搏容积描记(PVR)、连续波(CW)多普勒、容积描记法、运动测试、经皮血氧饱和度测定、激光多普勒和皮肤灌注压。应用最为普遍的检查方法是踝臂指数(ABI),它常用于检测外周动脉疾病(PAD)。该检查方法使用血压计袖带、多普勒仪器和脉搏容积描记设备[1]。患者仰卧位休息10分钟后,首先,使用连续波多普勒探头和气动袖带测量静息状态下双侧肱动脉的收缩压。然后,测量踝动脉压,将袖带压力升至肱动脉压力以上30mmHg(1mmHg≈0.133kPa),或者多普勒无法检测到脉搏时,在内踝上方测量足背动脉和胫后动脉的压力。利用每侧踝动脉压除以两侧肱动脉压力中的较高值来计算对应侧肢体的ABI[2]。正常ABI介于1.0至1.4之间，ABI为0.9~1.0则为异常状况警戒范围。通常ABI≤0.9是PAD的诊断标准。而ABI≥1.4表明压力测量结果不可靠，这通常是由血管钙化导致管腔收缩不良引起的。

在整个动脉系统中，以相同的方式对动脉波的波形进行评估（图1.1）。在心动周期中，由于肢体节段内的容积变化导致袖带内的压力发生相应变化。因此，可以将袖带充气至静脉闭塞压力，利用体积描记法获得动脉波形，此压力通常不超过65mmHg。脉搏波形也可以通过光容积描记术获得。该技术获得的波形不受动脉收缩不良的影响，可用于晚期钙化性下肢动脉疾病患者。经皮血氧测定法利用含氧和脱氧血红蛋白的颜色吸光度变化来确定血氧含量[3]。在正常情况下，肢体和胸部的血氧饱和度应相同。激光多普勒依赖于运动血细胞散射的光进行单点灌注监测，是评价血管功能的又一种选择。

由于ABI是在踝处测量压力，它集成了肢体动脉床所有部分的血流紊乱。然而，在许多情况下，ABI对检测血流紊乱所发生的解剖水平也是有应用价值的，特别是在有下肢动脉介入史的个体中。这种解剖学异常也可以通过无创性的节段性多普勒压力（SDP）测量来发现，该测量方法与ABI原理相同，将大腿近端、大腿远端、小腿和踝水平的肢体压力与两个肱动脉压力中的较高者进行比较（图1.2）。两袖带水平之间的压力降低，表明该水平之间存在病变。

运动测试可用于明确下肢症状是否与PAD有关[4]。在运动前及运动后分别测量踝动脉压力。测量时，应首先测量患侧下肢，然后测量两侧肱动脉压力获取最高值。如运动后ABI即刻下降至<0.90或下降幅

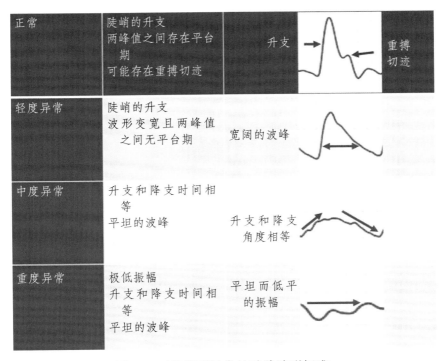

正常	陡峭的升支 两峰值之间存在平台期 可能存在重搏切迹	升支　重搏切迹
轻度异常	陡峭的升支 波形变宽且两峰值之间无平台期	宽阔的波峰
中度异常	升支和降支时间相等 平坦的波峰	升支和降支角度相等
重度异常	极低振幅 升支和降支时间相等 平坦的波峰	平坦而低平的振幅

图1.1　正常的到异常的动脉波形标准。

度超过20%，可诊断PAD。

超声成像

　　超声图像是通过发送和接收脉冲式声束获得的。超声换能器的频率决定了理想的成像深度[5]。较高的频率适用于较浅的结构，较低的频率适用于较深的结构。目标结构应垂直于超声束，以获得最亮的图像。这在血管成像中很容易实现，因为颈部、四肢和内脏血管通常

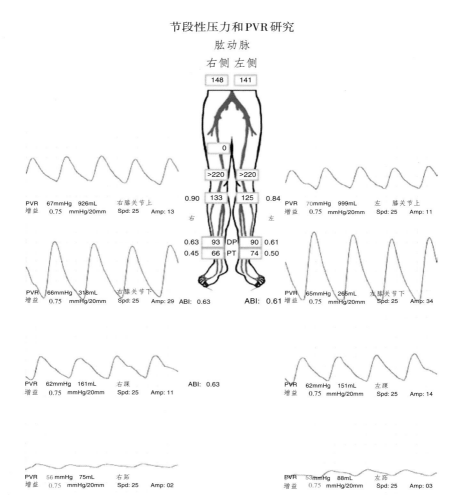

图1.2　节段多普勒压力和脉搏容积记录。在这项生理学研究中,在方框中可以看到下肢各个水平的压力。由于压缩性伪影(压力>220mmHg),无法准确测定大腿收缩压。小腿上部和小腿下部之间的压力下降表明存在腘下狭窄。双侧踝臂指数,ABI<0.90是外周动脉疾病的诊断指标。在左栏和右栏中可以看到各个级别的脉搏容积波形。腘下区的波形变宽,振幅降低,与梗阻性疾病一致。

与皮肤表面平行。然而,密度高的物体,如钙化的斑块,声波无法穿透而形成声影[6]。

血管超声检查利用多普勒频移,以30°~60°的角度对血管进行超声检查,以评估血流速度(图1.3)。根据血流方向的不同,返回频率会发生正或负的变化。在分叉处或存在异常壁的情况下,同心血流或层流血流受到干扰。频谱波形可以提供检测点及检测点近端和远端的血流信息(图1.4)。频移数据也可以显示为彩色多普勒,当流速超过奈奎斯特频率极限(即,当多普勒频移超过脉冲重复频率的一半)时,狭窄部位会出现颜色混叠。

超声具有成本效益高、便于携带和无电离辐射等优点,已成为评估下肢深静脉血栓形成的金标准[7]。它也被推荐用于腹主动脉瘤的筛查。血管超声的另一个优点是对流速和方向的表征。其还可用于颈动脉狭窄评估、假性动脉瘤检测、动静脉瘘评估和静脉回流检查。

磁共振(MR)

对比增强磁共振血管造影(CE MRA)可提供高质量的空间分辨率图像。MR图像的获取首先要检测旋转的氢质子,并用射频脉冲触发这些磁场。MR信号发生在自旋恢复相位时[8]。MR的组织分辨率非常好。T1测量信号恢复;T1短的组织是亮的,而T1长的组织是暗的。例如,脂肪的T1非常短。T1在组织中是独一无二的,与组织固有的T2一同用于图像对比。磁共振血管造影(MRA)依赖于流动血液的选择性成像,因为流入成像场的血液没有经过射频脉冲[9]。与相邻组织的信号相比,血管中的信号被最大化(图1.5)。流经的血液会被描绘成黑色或白色。

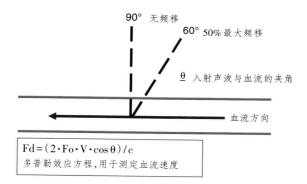

图 1.3 多普勒角度用于测定流速。利用垂直于血管的换能器获得 B 模式灰度成像。为了获得速度信息,内射波束与 90°垂线成一定角度,标准是内射声波束与血流通道之间的夹角为 60°。图中多普勒方程中各符号的意义是:Fd=多普勒频移,Fo=载波频率,V=血流速度,c=声速。

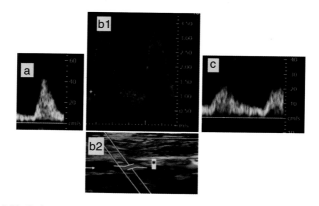

图 1.4 动脉狭窄近端和远端的频谱波形。频谱波形(a)首先在狭窄附近获得。升支有轻微延迟,提示更近端的病变。(b1)示收缩期峰值流速在 50cm/s 时为正常。狭窄部位的收缩期峰值流速增加至 350m/s。这表明该部位存在高度狭窄。(b2)显示的是血管内大量彩色多普勒信号处的取样容积。灰度图中可见动脉(箭头所示)为从左到右穿过图像的管道,内含侵入管腔的物质(*)。(c)中的频谱波形是在狭窄远端获得的,显示了高等级狭窄后预期的升支延迟和振幅减小,即"又晚又小"波形。

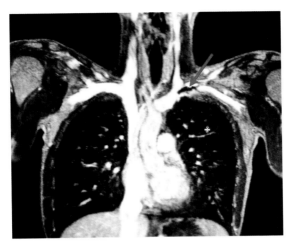

图 1.5　MRA。1例青年男性患者,患有急性左臂肿胀,其胸部钆MRA示左锁骨下静脉在左肋锁间隙附近的胸廓出口处出现短的、节段性的血栓形成(箭头所示)。胸腔出口附近未见肿块。未见动脉压迫。

复杂血流区域信号的丢失通常是由于高估了狭窄的程度。一次屏息过程即可完成对比增强成像。较长的采集时间(不止一次屏气)将会限制无对比的动脉系统的可视化,因此增加了流动伪影的风险。当动脉和静脉处于充盈高峰时,通过使用钆剂团注来对动脉和静脉进行成像[10]。峰值充盈会明显受到心排血量减少和局部阻塞性疾病等流动问题的影响。数据可以通过后期处理以多种方式重新格式化。使用钆时很少见到肾源性全身性纤维化的潜在并发症,且在最新一代造影剂中已经不再使用钆。

　　MR对组织的成像效果非常好,因此能够很好地检测血管壁水肿和描述动脉粥样硬化斑块的组成[11,12]。像下肢长度这样的长距离成像取决于造影剂输注和图像采集的适当时机,并且可能受到远端静脉混浊的污染[13]。

计算机断层扫描(CT)

计算机断层扫描血管造影(CTA)是使用多探测器CT的容积数据采集来完成的。现在可以达到亚毫米(即0.1~1mm)的空间分辨率。X射线是成像所必需的,并注意应尽可能限制其剂量。探测器的改进集中于提高成像的体积和分辨率[14]。CT值的标准化根据水的衰减特性而定,用"Hounsfield单位"(HU)表示。HU值特定于组织类型[15]。扫描模式可以是螺旋或轴向,轴向扫描时辐射较少。对于容易产生心脏运动伪影的结构,如升主动脉,需要心电门控。在使用造影剂之前,必须评估肾功能。对比剂通过使用试验性团注法进行调整优化。有许多用于后期处理的选项来创建图像[16]。伪影包括射束硬化,即在有钙化、起搏器导线和其他硬物处丢失信息。当评估复杂组织时,会出现部分容积效应。

CTA的快速采集使其成为检测夹层皮瓣的理想选择[17]。速度和可用性使CT在检测肺栓塞[18]和急性主动脉综合征方面表现出色(图1.6)。空间分辨率非常适合表征壁异常,例如,纤维肌发育不良。易于获得的快速采集使CT成为肺栓塞的首选诊断检查(表1.1)。

影像学在血管诊断中的作用

对于非动脉粥样硬化性动脉疾病,患者有的症状较轻(偶然发现),有的为存在终末器官缺血的严重症状[19,20]。下图用于评估非动脉粥样硬化性血管疾病(图1.7)。其中,y轴描绘影像学和体检结果,x轴描绘

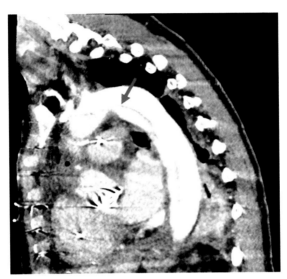

图 1.6 CTA。患者,男,患有急性胸背痛,其胸部 CT 血管造影显示主动脉弓中的夹层皮瓣(箭头所示)。剩余的图像被快速采集并确定夹层延伸到两个髂动脉。

表 1.1 无创性血管检测方法

方法	优点	缺点
生理测试	提供整个肢体段的总流量	非成像,无法观察单个血管
超声	无电离辐射 便携式 可见血管内局部流动情况 识别管壁特征	骨骼、空气、界面形成的伪影 表面结构分辨率最佳
CT	快速、高质量的图像 良好的空间/时间分辨率	碘肾毒性 电离辐射
磁共振	高质量图像 出色的组织分辨率 钆的肾毒性低于碘	钆造影剂致罕见肾源性纤维化 更长的采集时间,尤其是在不使用钆的情况下

所有具体方法都取决于操作人员。个别技术的专业知识在不同地区可能有很大差异。

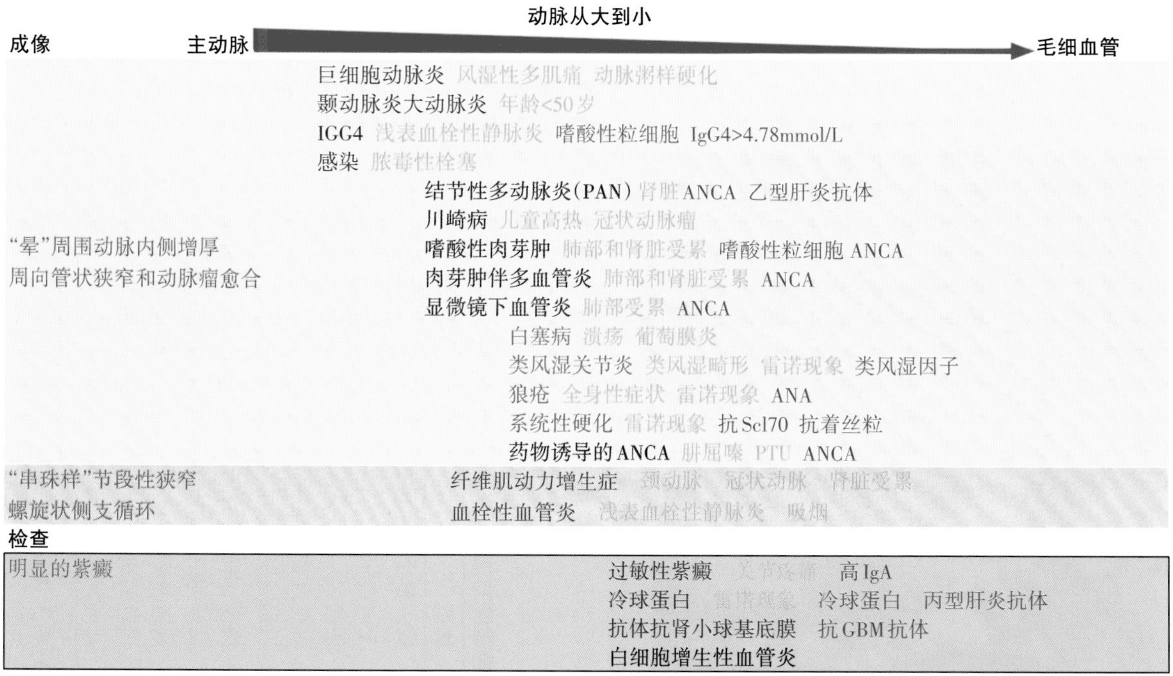

动脉从大到小 → 毛细血管

主动脉

成像

巨细胞动脉炎 风湿性多肌痛 动脉粥样硬化
颞动脉炎大动脉炎 年龄<50岁
IGG4 浅表血栓性静脉炎 嗜酸性粒细胞 IgG4>4.78mmol/L
感染 脓毒性栓塞

结节性多动脉炎(PAN) 肾脏 ANCA 乙型肝炎抗体
川崎病 儿童高热 冠状动脉瘤
嗜酸性肉芽肿 肺部和肾脏受累 嗜酸性粒细胞 ANCA
肉芽肿伴多血管炎 肺部受累 ANCA
显微镜下血管炎 肾部受累 ANCA
白塞病 溃疡 葡萄膜炎
类风湿关节炎 类风湿畸形 雷诺现象 类风湿因子
狼疮 全身性症状 雷诺现象 ANA
系统性硬化 雷诺现象 抗Scl70 抗着丝粒 ANA
药物诱导的ANCA 肺出血 PTU ANCA

"晕"周围动脉内侧增厚
周向管状狭窄和动脉瘤愈合

纤维肌力增生症 颈动脉 冠状动脉 伴随变累
血栓性血管炎 浅表血栓性静脉炎

"串珠样"节段性狭窄
螺旋状侧支循环

明显的紫癜

检查

过敏性紫癜 高IgA
冷球蛋白 冷球蛋白 丙型肝炎抗体
抗体抗肾小球基底膜 抗GBM抗体
白细胞增生性血管炎

图1.7 影像学在血管诊断中的作用。x轴和y轴分别表明动脉大小和影像学表现是诊断的关键。每种诊断都列在动脉大小之下,其后是橙色的临床线索和粉红色的实验室检查项。此图为非动脉粥样硬化性动脉疾病的诊断提供了良好的起点。

动脉大小。患者评估应始终从病史和体格检查开始,仔细评估外周脉搏、听诊杂音和彻底检查皮肤。血液检测包括全血细胞计数（CBC）、电解质、肾功能、抗核抗体（ANA）、抗中性粒细胞胞质抗体（ANCA）和梅毒筛查（RPR-VDRL）[21,22]。此图涵盖广泛,虽尚不详尽,但为诊断非动脉粥样硬化性动脉疾病提供了良好起点。

临床小结

经评估,每个踝臂指数测量值为0.80。节段压力测量不能识别离散性狭窄。CTA显示双侧下肢动脉弥漫性管状狭窄。双相超声显示动脉周围有周向回声,与动脉炎一致（图1.8）。患者接受了长疗程的泼尼松治疗,症状完全缓解[23]。

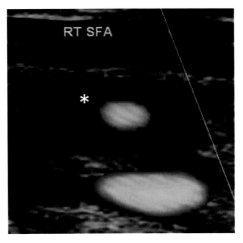

图1.8 股动脉的双重超声检查。在这张横截面图中,红色显示动脉中的血流。动脉周围有一个"晕"（*）,呈回声透亮,可诊断动脉炎。

（戚艳超 译 贺新奇 校）

参考文献

1. Gerhard-Herman MD, Gornik HL, Barrett C, Barshes NR, Corriere MA, Drachman DE, et al. 2016 AHA/ACC guideline on the management of patients with lower extremity peripheral artery disease: executive summary: a report of the American college of cardiology/American Heart Association task force on clinical practice guidelines. Circulation. 2017;135(12):e686–725.

2. Aboyans V, Ricco JB, Bartelink MLEL, Björck M, Brodmann M, Cohnert T, et al. 2017 ESC guidelines on the diagnosis and treatment of peripheral arterial diseases, in collaboration with the European Society for Vascular Surgery (ESVS). Eur J Vasc Endovasc Surg. 2017;39:763–816.

3. Blake DF, Young DA, Brown LH. Transcutaneous oximetry: normal values for the lower limb. Diving Hyperb Med. 2014;44:146–53.

4. Kovacs D, Csiszar B, Biro K, Koltai K, Endrei D, Juricskay I, et al. Toe-brachial index and exercise test can improve the exploration of peripheral artery disease. Atherosclerosis. 2018;269:151–8.

5. Kremkau FW. Principles of spectral Doppler. J Vasc Ultrasound [Internet]. 2011;35(4):15. http://www.ingentaconnect.com/content/svu/jvu/2011/00000035/00000004/art00005

6. Abreu I, Roriz D, Barros M, Moreira A, Caseiro AF. B-mode ultrasound artifacts. Eur Soc Radiol [Internet]. 2015;1–48. www.myESR.org

7. Bounameaux H, Perrier A, Righini M. Diagnosis of venous thromboembolism: an update. Vasc Med. 2010;15:399–406.

8. Nitz WR, Balzer T, Grosu DS, Allkemper T. Principles of magnetic resonance. In: Clinical MR imaging (3rd Edition): a practical approach; 2010.

9. Xin Liu, Zhaoyang Fan, Na Zhang, Qi Yang, Fei Feng, Pengcheng Liu, Hairong Zheng, Debiao Li. Unenhanced MR Angiography of the Foot: Initial Experience of Using Flow-Sensitive Dephasing–prepared Steady-State Free Precession in Patients with Diabetes. Radiology. 2014;272(3):885–94.

10. Christensen S, Calamante F, Hjort N, Wu O, Blankholm AD, Desmond P, et al. Inferring origin of vascular supply from tracer arrival timing patterns using bolus tracking MRI. J Magn Reson Imaging. 2008;27(6):1371–81.

11. Wedeen VJ, Hagmann P, Tseng WYI, Reese TG, Weisskoff RM. Mapping complex tissue architecture with diffusion

spectrum magnetic resonance imaging. Magn Reson Med. 2005;54(6):1377–86.

12. Yuan C, Kerwin WS, Ferguson MS, Polissar N, Zhang S, Cai J, et al. Contrast-enhanced high resolution MRI for atherosclerotic carotid artery tissue characterization. J Magn Reson Imaging. 2002;15(1):62–7.

13. Czum JM, Corse WR, Ho VB. MR angiography of the thoracic aorta. Magn Reson Imaging Clin N Am. 2005;13(1):41–64.

14. Kalender WA. X-ray computed tomography. Phys Med Biol. 2006;51(13):R29–43.

15. Kapoor BS, Esparaz A, Levitin A, McLennan G, Moon E, Sands M. Nonvascular and portal vein applications of cone-beam computed tomography: current status. Tech Vasc Interv Radiol. 2013;16(3):150–60.

16. Rajiah P. CT and MRI in the evaluation of thoracic aortic diseases. Int J Vasc Med. 2013;

17. Chiles C, Carr JJ. Vascular diseases of the thorax: evaluation with multidetector CT. Radiol Clin N Am. 2005;43(3):543–69.

18. Albrecht MH, Bickford MW, Nance JW, Zhang L, De Cecco CN, Wichmann JL, et al. State-of-the-art pulmonary CT angiography for acute pulmonary embolism. Am J Roentgenol. 2017;208:495–504.

19. Wu W, Chaer RA. Nonarteriosclerotic vascular disease. Surg Clin N Am. 2013;93(4):833–75.

20. Southerland AM, Meschia JF, Worrall BB. Shared associations of nonatherosclerotic, large-vessel, cerebrovascular arteriopathies: considering intracranial aneurysms, cervical artery dissection, moyamoya disease and fibromuscular dysplasia. Curr Opin Neurol. 2013;26(1):13–28.

21. Bossuyt X, Cohen Tervaert JW, Arimura Y, Blockmans D, Flores-Suáez LF, Guillevin L, et al. Revised 2017 international consensus on testing of ANCAs in granulomatosis with polyangiitis and microscopic polyangiitis. Nat Rev Rheumatol. 2017;13(11):683–92.

22. Luqmani RA. Disease assessment in systemic vasculitis. Nephrol Dial Transpl. 2015;30:i76–82.

23. Germanò G, Monti S, Ponte C, Possemato N, Caporali R, Salvarani C, et al. The role of ultrasound in the diagnosis and follow-up of large-vessel vasculitis: an update. Clin Exp Rheumatol. 2017;35:194–8.

第二章
小腿疼痛的评估

目的

利用病史和体格检查确定小腿疼痛的病因。

病历概述

患者,男,80岁,因小腿疼痛来诊室就诊。主诉疼痛沿双侧小腿向下放射,并在一天当中逐渐加重。该疼痛感在他日常购物中即可出现,疼痛出现时他斜靠在购物车来休息缓解。该患者没有吸烟史、糖尿病史及高血压病史。

表 2.1 给出了下肢疼痛的部分相关病因及其特征。该表并未涵盖所有下肢疼痛的病因,而是强调下肢疼痛需要考虑的病因类型。下肢疼痛病因涉及动脉、静脉、神经和关节的异常。在该表中,原发性肌肉异常与动脉异常被作为共同的分类来考虑。该表提供了一种简单的鉴别方法,用于鉴别小腿不适的原因。疼痛的位置和临床特征均需要着重询问。比如,沿腿外侧放射性疼痛表明是神经受压,而从肢体远端大肌群开始的疼痛则考虑是外周动脉疾病所致。小腿持续疼痛的原因可能是由于腘窝囊肿破裂。如果小腿不适与运动劳作明显相关,并描述

为憋胀感,则提示可能是静脉性跛行。疼痛出现的时间也很重要,尤其是了解疼痛是在早上醒来时出现,还是只在运动后出现。比如,晨起时关节疼痛明显强烈提示关节炎。了解疼痛如何缓解也是了解病因的重要线索。比如,询问病史时应了解患者疼痛发作时是否需要通过休息或特定的坐姿以缓解?其中,如果小腿痛需要通过脊柱特定位置的屈曲来缓解,表明可能是椎管狭窄导致的腿部疼痛。

疼痛分布区域也有助于确定病因(图2.1)。涉及大肌群的疼痛通常是动脉疾病所致,如图中红色所示。病因可能是外周动脉疾病或肌炎。疼痛部位位于小腿后部可能是静脉性跛行或腘窝囊肿破裂所致。站立时小腿内侧的不适通常是由静脉功能不全引起的。大腿后侧和外侧疼痛通常是由椎管狭窄或神经根压迫所致。与关节疼痛有关的区域在图2.1中用绿色圆圈表示。

临床小结

该患者的下肢疼痛放射至双腿并通过脊柱屈曲缓解,提示为脊柱相关的跛行,该跛行原因为椎管狭窄的可能性大。需要注意的是,患者双下肢的静息和运动ABI均为1.05,从而证实他的症状不是由动脉粥样硬化所致的外周动脉疾病引起的。

表2.1　下肢疼痛的诊断及相关特征

诊断	疼痛部位	疼痛特征	活动时	休息时	体位	体格检查
外周动脉疾病[1]	下肢和臀部的大肌群,如小腿、大腿	肢体远端向近端移动的疲倦、沉重感或肌肉痉挛	加重	缓解	腿部抬高可导致苍白;下垂可出现潮红	患肢脉搏减弱,下肢血压可低于上肢血压
椎管狭窄[2]	小腿后侧、大腿外侧、双侧臀部	疼痛由近及远,伴沉重、疲劳/虚弱感,或麻木、刺痛等不适	有时会加重	坐位或脊柱弯曲时缓解	直立时加重	患肢脉搏正常;腰椎做屈伸运动时疼痛变化
神经根压迫[3]	放射至腿部	刺痛或锐痛	无关	无关	坐位或仰卧位时缓解	疼痛区域与受累神经根支配范围一致
静脉性跛行[4]	小腿多见,偶可见整个下肢	憋胀样疼痛	劳累时加重	可缓慢消失	休息时症状不出现	皮肤粗硬,可见曲张的外周静脉或小静脉
腘窝囊肿[5]	膝关节后方和小腿下部	持续性隐痛及肿胀	运动时加重	休息时仍有疼痛	无关	存在膝关节炎表现
关节炎[6]	关节受累为主	行走时疼痛	运动时加重	缓解缓慢	关节休息位可缓解	移动关节疼痛加重

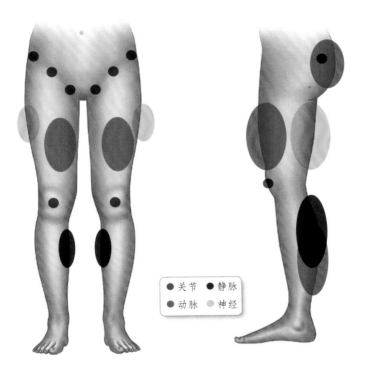

图2.1 不同病因所致的腿部疼痛区域分布。此为腿部前视图和侧视图。腿痛病因分类包括关节(绿色)、动脉(红色)、静脉(蓝色)和神经(黄色)性原因。

（董彦博 译 董梁 校）

参考文献

1. Gerhard-Herman MD, Gornik HL, Barrett C, Barshes NR, Corriere MA, Drachman DE, et al. 2016 AHA/ACC guideline on the management of patients with lower extremity peripheral artery disease: executive summary: a report of the American College of

Cardiology/American Heart Association Task Force on clinical practice guidelines. J Am Coll Cardiol. 2017;69(11):1465–508.

2. Lurie J, Tomkins-Lane C. Management of lumbar spinal stenosis. BMJ. 2016;352:h6234.

3. Li Y, Fredrickson V, Resnick DK. How should we grade lumbar disc herniation and nerve root compression? A systematic review. Clin Orthop Relat Res. 2015;473:1896-1902

4. Gloviczki P, Comerota AJ, Dalsing MC, Eklof BG, Gillespie DL, Gloviczki ML, et al. The care of patients with varicose veins and associated chronic venous diseases: clinical practice guidelines of the Society for Vascular Surgery and the American Venous Forum. J Vasc Surg. 2011;53:2S–48S.

5. Abid A, Kelley JF, Flemming DJ, Silvis ML. A young male runner with a posterior knee mass – not just your typical Baker's cyst. BMJ Case Rep. 2016.

6. Benjamin EJ, Blaha MJ, Chiuve SE, Cushman M, Das SR, Deo R, et al. Heart disease and stroke statistics' 2017 update: a report from the American Heart Association. Vol. 135, Circulation. Lippincott Williams and Wilkins; 2017. p. e146–e603.

第三章
外周动脉疾病

病历概述

患者,女,70岁,因患高血压前往门诊常规随访。除了介绍了自身目前服用的药物和健康饮食方案,她特别提到,现在她每天行走不能超过30分钟,当她走楼梯或爬山时右小腿有明显的沉重感,休息后可缓解。这种下肢沉重不适感与弯腰等特定体位无关。查体可见,该患者在坐位肢体下垂时右足和右小腿有明显的皮肤潮红表现,而平卧后皮肤潮红逐渐消失。

识别外周动脉疾病(PAD),需要对肢体血流减少导致的症状有充分的认识。在病史询问上,需要对心血管危险因素进行详细的了解,要详细询问每天的步行距离、步行时间和行走强度。一般来说,患者主诉的下肢不适有多样性,很少有患者呈现典型的PAD间歇性跛行症状。

典型的PAD所致间歇性跛行不适,可出现在小腿、大腿和(或)臀部,症状出现后可在休息几分钟后缓解[1]。需要注意的是,能够诱发下肢疼痛的步行时间,以及能够缓解疼痛的休息时间,都是相对固定的。查体时可有以下阳性发现,包括,患肢脉搏微弱或消失、动脉杂音、出现体位依赖性肢体潮红(即肢体抬高时足部迅速变苍白,当肢体下垂时足部迅速潮红),或肢体远端的皮肤溃疡。PAD的诊断可以通过踝臂指数(ABI)≤0.90(图3.1)来明确。如果静息ABI正常但临床高度怀疑PAD时,则可以测量运动后ABI[2]。如前章所述,双功能超声、CT血管造影和MR血管造影都可以提供关于PAD的病变位置和严重程度的重要信息(图3.2)。

ABI通常会随着年龄的增长而增加,而在患有糖尿病和吸烟的患者中,这一进展过程会更快。高血压和高血脂也会导致ABI的轻度异常。值得注意的是,高血压的治疗会在降低体循环压力的同时,导致动脉狭窄节段以远的灌注压进一步下降,进而使严重跛行的症状更加明显,治疗的迫切性更加突出。糖尿病和吸烟都是导致PAD的强烈危险因素[3]。PAD可进展为严重的肢体缺血,表现为静息时的下肢痛、顽固性的动脉溃疡和(或)坏疽。这些严重缺血表现也可能是部分患者的首发表现。异常的ABI也是心血管疾病发病和死亡的一个强烈的预测因子[4]。

在PAD患者中,ABI降低会导致骨骼肌随时间发生改变,比如脂肪含量增加。急性肢体缺血的发生,多是近端动脉附壁血栓或心脏本身的栓子脱落,阻塞肢体血流所致。急性肢体缺血是导致下肢疼痛的重要原因,如果不加以及时诊断和处理,会导致截肢的发生。因为骨骼肌对于缺血的耐受时间通常不超过4小时,最多至6小时,所以尽早救治对于挽救肢体至关重要。急性肢体缺血的患者表现为肢体的疼痛和苍白。当多普勒无法探及动脉血流信号("无脉")时,提示肢体已严重缺血。毛细血管充盈试验阳性或感觉丧失提示须尽快进行血运重建。

如果一个没有糖尿病史或吸烟史的年轻患者出现了上述临床表

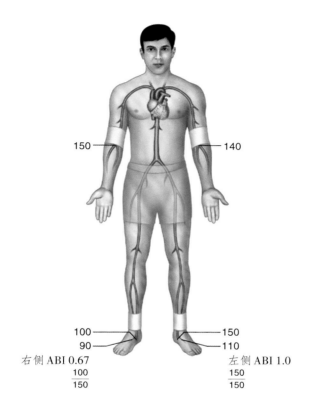

图 3.1 踝臂指数(ABI)测量。在进行 ABI 测量前须平卧休息 10 分钟,以恢复到静息下的血流动力学状态。将适当大小的血压袖带系在上臂和脚踝上方。使用多普勒探头探测胫后动脉、足背动脉和腘动脉的收缩压。多普勒探头用于听诊动脉信号的方法是将袖带充气至收缩压以上,然后逐渐放松袖带,当再次听到多普勒信号时的压力就是该部位的收缩压。通过将最高的足踝部压力除以最高手臂压力来计算每侧小腿的 ABI。例如,最高踝部压力为 100mmHg,最高上臂压力为 150mmHg,则 ABI 为 0.67。

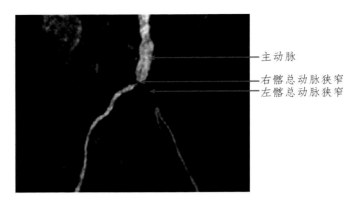

图 3.2   腹盆腔 MRA。箭头表示主动脉和髂动脉。可见右髂总动脉起始段狭窄明显,左髂总动脉近端闭塞。由于侧支交通存在,左髂总动脉远端逆行显影。

现,还需要考虑是否是非动脉粥样因素导致了 PAD(表 3.1)。详细的病史询问可以提供非动脉粥样硬化 PAD 的重要线索。比如,肾上腺素能兴奋剂接触史,提示血管痉挛的可能性大。此外,大量吸烟也是血栓闭塞性脉管炎的暴露因素,这类患者通常还常伴有雷诺现象、浅表血栓性静脉炎和远端感觉异常[5]。突然起病可提示动脉栓塞或急性血栓形成。详细的下肢检查还可以发现并存的其他血管疾病,比如腘动脉外膜囊肿或腘动脉瘤。

　　由动脉粥样硬化引起的 PAD 治疗手段包括以下几种:改变生活方式、药物治疗和血运重建术。其治疗目标是既要改善肢体症状,也要改善心血管疾病的预后。心脏健康饮食[6]非常重要,具体的饮食方案可以通过多种渠道了解,例如,参考哈佛公共卫生学院倡议的健康饮食促进计划(Healthy Plate Eating)等。戒烟能够明显降低跛行的发生,减少截

表3.1　非动脉粥样硬化所致PAD的病因

疾病	诊断线索	影像
动脉炎	疾病通常累及某一直径的动脉；存在明显的全身疾病表现；炎症标志物和疾病特异性抗体升高	管腔呈长节段管状狭窄；动脉壁有增厚水肿的表现
动脉栓塞或急性血栓形成	突然起病。患者可有房颤、心肌病、高凝状态，或深静脉血栓形成合并卵圆孔未闭等疾病	动脉血流可见突然中断的"截断"表现
血管纤维肌性发育异常	常出现颈动脉或肾动脉的疾病	动脉成串珠样改变
血管痉挛	患者多有兴奋剂、可卡因、化疗药、放疗或麦角生物碱的暴露史	管状狭窄，可呈现鸟喙样改变
动脉夹层	多部位的中膜撕裂；可因动脉介入的医源性因素所诱发，或主动脉夹层向周围动脉延伸所致	可见内膜片
动脉外膜囊肿，腘动脉瘤	腘窝肿块	腘动脉管腔狭窄可由于外膜囊肿压迫，或腘动脉瘤血栓所致。严重的腘动脉瘤血栓会导致瘤腔无血流通过
腘动脉陷迫综合征	腘动脉卡压	在膝关节伸直位，足跖屈时可见腘动脉流速增加或管腔闭塞

肢的风险，并减少心肌梗死和脑卒中等心血管不良事件的发生[1]。但患者戒烟的成功率非常低，通常只有 5% 左右。所以应当对患者每一次的戒烟行为加以鼓励，即便是减少了一支烟的吸入都应得到称赞。如将药物辅助戒烟作为戒烟方案的一部分，戒烟计划会更容易获得成功。规律锻炼无论对提高人群的整体健康水平，还是对 PAD 患者的康复都非常重要。PAD 患者可有多种锻炼选择，其中有监督的锻炼计划对于改善步行时长效果最为明显[7]（表3.2）。

表3.2　PAD患者的锻炼

干预措施	地点	锻炼方式
监督运动治疗	具有心脏康复设施	每次30分钟,每周至少3次。反复行走训练至跛行症状出现,再进行休息间隔恢复
家庭或社区锻炼	患者自由选择场所(例如室外或商场)	按规定步行至跛行出现,然后休息30分钟。每周至少3次
康复手摇机	居家	采用1磅(≈0.45kg)阻力进行轮臂锻炼,每次30分钟,每周3次。运动时长可从每次5分钟逐渐增加至每次30分钟

在药物治疗方面,有多种药物(表3.3)可改善PAD患者的预后,其应用应根据患者病情进行个体化选择。对高血压患者的降压治疗可以减少心血管不良事件的发生,在这方面,不同种类的降压药物并没有差异。糖尿病会增加PAD的发生风险,加速PAD疾病进展[8],对血糖的适当控制是药物治疗的一个重要方面。此外,值得关注的是新型的糖尿病药物,包括钠-葡萄糖协同转运蛋白2(SGLT-2)抑制剂和胰高血糖素样肽-1(GLP-1)激动剂,以上药物经研究证实可以使患者获得除降糖作用的额外心血管获益。在抗炎治疗方面,虽然目前研究发现炎症在PAD的发病过程中起关键作用,但是并没有靶向抗炎药物经证明对PAD患者有益。降脂治疗可降低PAD患者的心血管不良事件的发生风险,他汀类药物和kexin 9型前蛋白转化酶枯草杆菌蛋白酶(PCSK9)抑制剂均可减少PAD患者的肢体不良事件出现[9,10]。

抗血栓治疗可以使动脉粥样硬化性PAD的患者获益。症状型患者需要使用氯吡格雷或阿司匹林进行单药治疗。高危人群,包括既往有下肢血运重建史的患者,需要提高药物治疗强度。目前有研究表明,使

表3.3　PAD患者的用药

药物	是否心血管获益	是否肢体获益
降压药物	是	否
降胆固醇药物	是	是
降糖药物	是	未明确
抗血小板治疗	是	是
抗血栓治疗	是	是(低剂量利伐沙班)
西洛他唑	否	是
己酮可可碱	否	可能
左旋肉碱	否	是
雷诺嗪	否	未明确

用蛋白酶激活受体-1(PAR-1)拮抗剂——沃拉帕沙,可以降低PAD患者的截肢率[11]。对于合并有冠状动脉和(或)脑血管疾病的个体,实施强化抗血栓方案,患者获益最为明显。采用华法林抗凝并不能使PAD患者明显获益[12]。相比之下,低剂量凝血因子 X a 抑制剂——利伐沙班,联合阿司匹林可以改善PAD患者的心血管事件和不良肢体事件的预后[13]。

对于药物治疗无效的严重间歇性跛行患者及严重肢体缺血患者,血运重建是重要的治疗手段[14]。在选择血运重建方式时,需要着重考虑的因素包括:外周动脉的局部解剖学,以及病变肢体的血液流入道和流出道情况(图 3.3)。血运重建技术包括经皮血管腔内球囊扩张及支架植入术、旁路移植术以及动脉内膜剥脱术等。具体到患者个体采取何种血运重建方式时,还需要综合考虑当地的医生专业知识、技术设备以及患者个体的围术期风险等。

• 严重的共存疾病　　　　　　• 位置,例如 CFA 病变
• 可以分阶段进行　　　　　　• 单动脉流出
• 没有可供移植的静脉　　　　• 严重的钙化病变

支持血管腔内治疗的因素　　　　　　支持外科手术的因素

图 3.3　PAD 血运重建的策略。最终重建策略的确定须要综合考虑病变解剖学特征、治疗急迫程度和个体围术期风险等因素。

临床小结

　　该患者主诉活动后小腿不适,休息后缓解,提示存在PAD。体检中发现存在体位依赖性肢体潮红表现,进一步支持PAD的诊断。进一步检查发现患者的右下肢ABI为0.72,进一步证实了PAD诊断。对该患者的治疗建议包括:在现有健康饮食方案的基础上,加用阿司匹林和阿托伐他汀药物治疗,开始有监督的运动治疗。通过6个月的随访观察,患者症状明显改善,日常活动不再出现间歇性跛行。

（刘峰 译　赵增仁 校）

参考文献

1. Gerhard-Herman MD, Gornik HL, Barrett C, Barshes NR, Corriere MA, Drachman DE, et al. 2016 AHA/ACC Guideline on the Management of Patients with Lower Extremity Peripheral Artery Disease: Executive Summary. Circulation. 2017;135:e686–725.
2. Aday AW, Kinlay S, Gerhard-Herman MD. Comparison of different exercise ankle pressure indices in the diagnosis of peripheral artery disease. Vasc Med (UK). 2018;23:541–48.

3. Sigvant B, Lundin F, Wahlberg E. The risk of disease progression in peripheral arterial disease is higher than expected: A meta-analysis of mortality and disease progression in peripheral arterial disease. Eur J Vasc Endovasc Surg. 2016;51:395–403.

4. Criqui MH, McClelland RL, McDermott MM, Allison MA, Blumenthal RS, Aboyans V, et al. The ankle-brachial index and incident cardiovascular events in the MESA (Multi-Ethnic Study of Atherosclerosis). J Am Coll Cardiol. 2010;56:1506–12.

5. Piazza G, Creager MA. Thromboangiitis obliterans. Circulation. 2010;121:1858–61.

6. Arnett DK, Blumenthal RS, Albert MA, Buroker AB, Goldberger ZD, Hahn EJ, et al. ACC/AHA guideline on the primary prevention of cardiovascular disease: executive summary: A report of the American college of cardiology/American heart association task force on clinical practice guidelines. Circulation. 2019;140(11):e563–95.

7. Treat-Jacobson D, McDermott MM, Bronas UG, Campia U, Collins TC, Criqui MH, et al. Optimal exercise programs for patients with peripheral artery disease: A scientific statement from the American heart association. Circulation. 2019;139:e10–33.

8. Singh S, Armstrong EJ, Sherif W, Alvandi B, Westin GG, Singh GD, et al. Association of elevated fasting glucose with lower patency and increased major adverse limb events among patients with diabetes undergoing infrapopliteal balloon angioplasty. Vasc Med (UK). 2014;19:315–16.

9. Bonaca MP, Nault P, Giugliano RP, Keech AC, Pineda AL, Kanevsky E, et al. Low-density lipoprotein cholesterol lowering with evolocumab and outcomes in patients with peripheral artery disease: Insights from the FOURIER trial (Further Cardiovascular Outcomes Research With PCSK9 Inhibition in Subjects With Elevated Risk). Circulation. 2018;137:338–50.

10. Arya S, Khakharia A, Binney Z, DeMartino R, Brewster L, Goodney P, et al. Association of statin dose with amputation and survival in patients with peripheral artery disease. Circulation. 2018;137:1435–46.

11. Bonaca MP, Scirica BM, Creager MA, Olin J, Bounameaux H, Dellborg M, et al. Vorapaxar in patients with peripheral artery disease. Circulation. 2013;127:1522–29.

12. Warfarin Antiplatelet Vascular Evaluation Trial Investigators, Anand S, Yusuf S, Xie C, Pogue J, Eikelboom J, Budaj A, Sussex B, Liu L, Guzman R, Cina C, Crowell R, Keltai M, Gosselin G. Oral anticoagulation and antiplatelet therapy and peripheral arterial disease. N Engl J Med. 2007;357:217–27.
13. Anand SS, Bosch J, Eikelboom JW, Connolly SJ, Diaz R, Widimsky P, et al. Rivaroxaban with or without aspirin in patients with stable peripheral or carotid artery disease: an international, randomised, double-blind, placebo-controlled trial. Lancet. 2018;391:219–29.
14. Aboyans V, Ricco JB, Bartelink MLEL, Björck M, Brodmann M, Cohnert T, et al. 2017 ESC guidelines on the diagnosis and treatment of peripheral arterial diseases, in collaboration with the European Society for Vascular Surgery (ESVS). Eur Heart J. 2018;39:763-16.

第四章
主动脉疾病

目的

主动脉瘤和主动脉夹层的诊断和治疗。

病历概述

患者,男,54岁,平素身体健康,因突发胸背部疼痛3天就诊。疼痛为撕裂样,发病以来胸痛性质无改变。体格检查:心率80次/分,收缩压150mmHg,双上肢血压无差异。主动脉第二心音亢进。四肢皮肤温暖,脉搏对称。

解剖学

主动脉是体循环的动脉主干,不同节段结构存在差异。其中,主动脉根部平均直径为4cm,升主动脉节段平均直径为3cm,降主动脉为2.5cm,腹主动脉为2cm。主动脉壁分为3层结构,从内到外依次为内膜、中膜和外膜。主动脉中膜的血管平滑肌细胞有不同的胚胎学来源(图4.1)。

动脉瘤的诊断标准与近端正常节段相比,主动脉直径增加50%。从形态学上,主动脉瘤可分为瘤体沿主动脉环周均匀扩张的梭形动脉

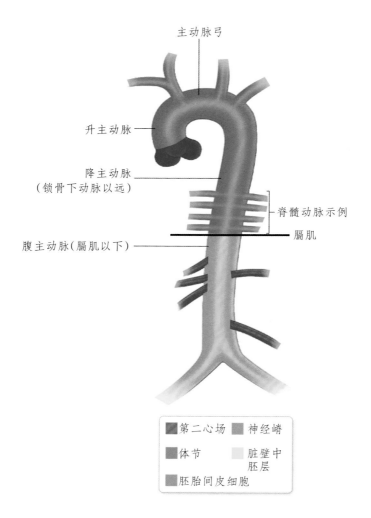

图 4.1 主动脉解剖划分及血管平滑肌细胞的胚胎学来源。箭头指示为主
动脉的解剖部位。升主动脉、主动脉弓和降主动脉均位于膈肌上方。腹主
动脉位于膈肌下方。血管平滑肌细胞的胚胎起源用不同颜色标识。该图
标识了主动脉主要分支的位置,其中对沿主动脉全长分布的脊髓动脉,以
部分的方式呈现。

瘤和局部扩张的囊状动脉瘤[1]。主动脉瘤的瘤壁具有完整的3层结构。与之相对的是假性动脉瘤,其动脉管壁存在破口,血肿被周围组织包裹而形成。

动脉瘤

胸主动脉瘤最常见于升主动脉,其次是降主动脉,较少见于主动脉弓[2]。主动脉瘤多为偶然发现,其流行病学特征并不清楚。动脉瘤的自然病史取决于动脉的扩张速度。夹层主动脉瘤的扩张速度更快,可达真性动脉瘤的2倍。对于大多数人来说,瘤体的最大直径>5.5cm是进行外科手术的指征[3]。如果存在二叶主动脉瓣,且是在经验丰富的医学中心,可将5.0cm作为手术指征。而患有遗传性疾病的个体,可能在更小的直径水平时就需要干预,如4.5cm。主动脉瘤的潜在原因,包括遗传性疾病、先天性发育异常、动脉炎、创伤和慢性主动脉夹层等(表4.1)。识别这些病因有助于实施针对性的治疗,比如为先天性和结构异常所致的动脉瘤患者制订针对性的随访方案,为动脉炎或感染所致动脉瘤的患者制订针对性药物治疗方案等[4]。通常,主动脉周围发现明显的炎症晕提示罹患动脉炎的可能性大。疼痛、发热和菌血症提示感染性动脉瘤的可能性大。

腹主动脉瘤(AAA)比胸主动脉瘤更为常见(图4.2)。年龄增长、男性和吸烟都是动脉瘤的危险性因素。其中只有吸烟行为是可控的。此外,腹主动脉瘤患者的亲属具有更高的动脉瘤发生率。通常来说,当动脉瘤直径达到5.5cm时,需要考虑实施主动脉修复治疗[5]。而女性患者的腹主动脉瘤相比男性的更容易破裂,破裂时的直径也更小,这提示在

表4.1 与动脉瘤和夹层相关的疾病

先天性异常	动脉炎	感染	结构破坏
二叶主动脉瓣	巨细胞动脉炎或大动脉炎	结核	创伤
Loeys-Dietz综合征	血清阴性脊椎关节病	梅毒	囊状中层坏死
主动脉缩窄	白塞综合征	沙门菌	主动脉夹层
马方综合征	系统性红斑性狼疮		
血管性 Ehlers-Danlos 综合征	类风湿关节炎		

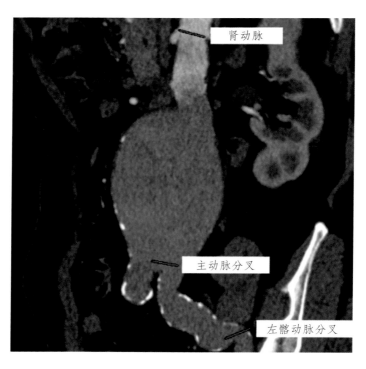

图 4.2   腹主动脉瘤。可见主动脉瘤的直径是正常肾下主动脉直径(蓝色)的4倍。动脉瘤累及主髂分叉处。动脉瘤呈梭形。如果是囊状外形,通常提示为感染性动脉瘤。

确定干预直径时需要根据体型进行评估[6]。美国预防服务工作组（The United States Preventive Services Task Force）建议对 65~75 岁的吸烟男性进行腹主动脉瘤的超声筛查。但目前该工作组并没有对女性腹主动脉瘤筛查提出推荐意见。动脉瘤的治疗焦点是对破裂风险的控制和对扩张程度的评估。针对后者，腹主动脉瘤一旦确诊，如果直径为 5~5.4cm，建议每 6 个月进行一次影像随访；如果直径为 3~3.9cm，则建议每 3 年进行一次影像随访[7]。戒烟和控制血压可能会延缓动脉瘤扩张[8]。动脉瘤的破裂风险包括：瘤体直径增加、持续吸烟、血压偏高和患有慢性肺病[9]。

选择开放手术还是血管腔内修复，这取决于主动脉的直径、患者的合并疾病、预期寿命，以及患者的偏好等。传统的开放修复手术已有多年的施行历史，效果可靠，但也是一种创口较大的手术且对手术的耐受性要求高[19,20]。在治疗措施选择上，对患者围术期风险和预期寿命进行个体化评估是至关重要的。开放手术和腔内修复的适应证是相同的，包括动脉瘤的大小和生长速度等。腹主动脉瘤腔内修复术属于微创治疗，要求肾动脉以远的腹主动脉有>15mm 的健康锚定区，以提供足够的支架移植物的固定和封闭范围。腹主动脉瘤腔内修复的主要长期并发症包括内漏、支架移植物移位，以及髂支血栓形成等[11]。

主动脉夹层

急性主动脉夹层是一种严重危及生命的急症[12]。其确诊依据是在影像学检查中发现主动脉内膜片[13]。主动脉夹层的发病过程是主动脉内膜破口形成，血液在压力作用下迅速流入中膜层并撕裂主动脉壁,从而形成分隔真腔和假腔的内膜片(图4.3)。随着夹层撕裂的进展,可出现破裂进入心包腔,以及阻碍终末器官灌注的情况。表4.1列举了多种导致主动脉中膜强度下降,进而导致夹层出现的因素。急性主动脉综合征,包括典型主动脉夹层、壁内血肿、穿透性溃疡和创伤性夹层(图4.4)[14]。其中穿透性溃疡是动脉粥样硬化斑块对管壁进行破

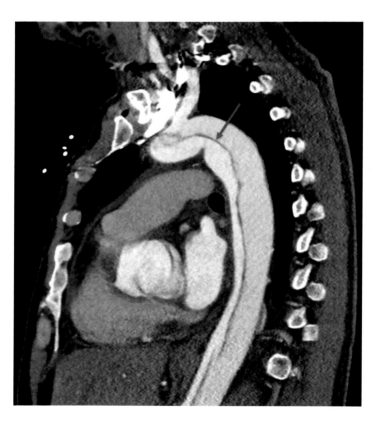

图4.3 主动脉夹层。该CTA图像中可见夹层内膜片(箭头所示)从主动脉弓部延伸到腹主动脉。

坏,导致血流进入中膜。由于主动脉夹层容易误诊,并且许多患者表现为猝死,所以其真实发生率并不清楚。估计主动脉夹层的年发病率为 15/100 000。治疗方案的制订主要依据发病部位和发病时间(图4.5)[15]。发病后 14 天内为急性期。主动脉的重塑在夹层发生后短期即开始,包括主动脉瘤样扩张和假腔血栓化。

当出现以下表现时需要高度怀疑主动脉夹层[16]。临床表现为突然

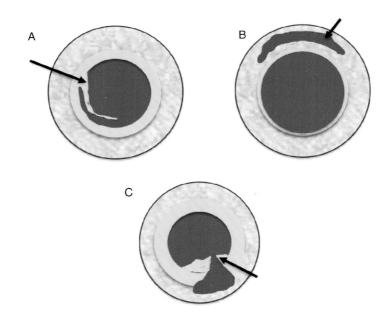

图 4.4 急性主动脉综合征。(A)主动脉夹层,可见内膜片(箭头所示)将主动脉管腔分隔为真腔和假腔。(B)壁内血肿,血液局限在中膜层(箭头所示),没有典型的内膜和中膜分离导致的假腔形成。(C)穿透性溃疡,血液通过破裂的动脉粥样硬化斑块进入中膜(箭头所示)。

发作的剧烈胸背部疼痛,起病时的疼痛最为剧烈[17]。如果出现晕厥,表明夹层导致心包破裂或使脑灌注受到影响,该症状的出现提示预后不良。患者可呈现出忧虑和不舒服的状态[18]。体检可发现颈静脉压升高(A型)、主动脉瓣关闭不全的杂音(A型)、胸部叩诊浊音,以及外周脉搏或血压的不对称。症状性胸腔积液在夹层患者中非常常见。确诊主动

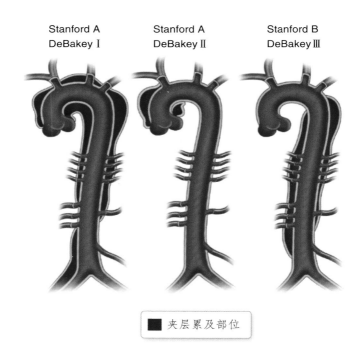

Stanford A　　　Stanford A　　　Stanford B
DeBakey I　　　DeBakey II　　　DeBakey III

■ 夹 层 累 及 部 位

图 4.5　主动脉夹层的分类。该图展示的是根据夹层的解剖位置进行分类的方法。上述分类方法有助于治疗策略的选择。图例表示夹层累及部位。Stanford 分类基于升主动脉是否受累而定。其中升主动脉受累,归为 A 型。DeBakey 分类基于升主动脉和主动脉弓是否受累而定。分为二者均受累(I 型)、仅升主动脉受累(II 型)和仅降主动脉受累(III 型)。

脉夹层的唯一方法是对主动脉进行影像检查,其中CT血管造影是最为常用和快捷的影像检查方法。MR血管造影也非常敏感,但这种方式需要更长的时间来获取影像,通常不用于急性病患者的诊断。对于难以成像的某些节段(包括主动脉弓),且CT血管成像不可用的情况下,经食管超声心动图也是一种重要的影像方法。而经胸超声心动图并不适用于诊断夹层,而且通常会导致延误诊断。

主动脉夹层的影像学表现包括主动脉游离内膜片分隔的典型双腔结构,主动脉管壁呈新月形或环周增厚[19]。提示不良预后的影像表现,包括主动脉壁间血肿厚度>11mm,主动脉直径>4.8cm。在初始治疗中,至关重要的是利用药物将心率降至60次/分以下,收缩压降至110mmHg。能够同时控制心率和血压的药物包括美托洛尔、拉贝洛尔、艾司洛尔和普萘洛尔。图4.6概述了主动脉夹层的治疗流程[20]。其中A型夹层和复杂性B型夹层,通常须实施急诊的主动脉修复治疗。非复杂性B型夹层,是指无内脏灌注不良、无急性肾衰竭表现、无主动脉周围血肿及破裂表现、无难治性疼痛,亦无难治性高血压表现。非复杂性B型夹层至少在急性期,通常是可以通过药物进行控制的,而无须急诊手术治疗[21]。

未接受主动脉修复治疗的患者,需要接受长期的心率和血压控制[22]。无论是否进行了主动脉修复,均建议患者在患病后(或术后)1、3、6、12个月和此后每年对全主动脉进行影像随访,着重观察主动脉是否有不良重塑表现[23]。对于胸腹主动脉瘤患者,对其一级亲属也应当进行筛查。建议夹层患者进行日常锻炼,但需要避免包含Valsalva动作及短时强弱交替间歇的举重训练。在长期随访治疗中,需要重视患者

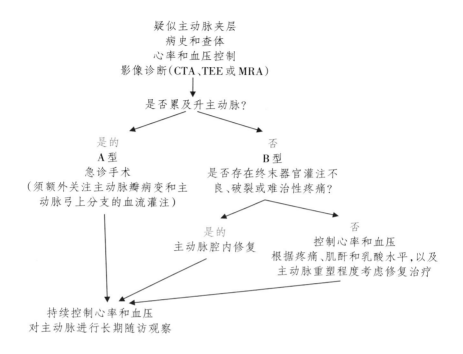

图4.6　主动脉夹层的评估与处理流程。

当前症状的变化，以及出现了哪些新症状[21]。

临床小结

　　该患者急性起病，持续性胸背疼痛，他接受了CT血管造影，结果显示主动脉夹层从主动脉根部开始，延伸到髂动脉（Stanford A, DeBakey Ⅰ）。该患者首先接受了药物治疗，使用艾司洛尔对心率和血压进行控制，随后实施升主动脉–半弓修复术和机械主动脉瓣置换术。患者恢复顺利，无并发症。值得注意的是术后进一步的评估显示，该患者身材高大（1.96米），且在家族史中，患者父亲在40岁时猝死。目前，患者正在接受基因检测,以检查其主动脉疾病是否存在遗传因素。

(刘峰 译 张磊 校)

参考文献

1. Mohler ER III, Gornik HL, Gerhard-Herman M, Misra S, Olin JW, Zierler RE. ACCF/ACR/AIUM/ASE/ASN/ICAVL/SCAI/SCCT/SIR/SVM/SVS 2012 Appropriate use criteria for peripheral vascular ultrasound and physiological testing part I: arterial ultrasound and physiological testing. J Am Coll Cardiol. 2012;60(3):242–76.

2. Goldfinger JZ, Halperin JL, Marin ML, Stewart AS, Eagle KA, Fuster V. Thoracic aortic aneurysm and dissection. J Am Coll Cardiol. 2014;64(16):1725–39.

3. Hirsch AT, Haskal Z, Hertzer N, Bakal C, Creanger M, Halperin J, et al. ACC/AHA 2005 practice guidelines for the management of patients with peripheral arterial disease (lower extremity, renal, mesenteric, and abdominal aortic). Circulation. 2005;113(11):1474–547.

4. Hirsch AT, Haskal ZJ, Hertzer NR, Bakal CW, Creager MA, Halperin JL, et al. ACC/AHA 2005 practice guidelines for the management of patients with peripheral arterial disease (Lower extremity, renal, mesenteric, and abdominal aortic). Circulation. 2006;113(11):e463–654.

5. Chaikof EL, Brewster DC, Dalman RL, Makaroun MS, Illig KA, Sicard GA, et al. SVS practice guidelines for the care of patients with an abdominal aortic aneurysm: executive summary. J Vasc Surg. 2009;50(4):880–96.

6. Scott RAP, Ashton HA, Buxton MJ, Day NE, Kim LG, Marteau TM, et al. The multicentre aneurysm screening study (MASS) into the effect of abdominal aortic aneurysm screening on mortality in men: a randomised controlled trial. Lancet. 2002;360(9345):1531–9.

7. Danzer D, Becquemin JP. Abdominal aortic aneurysm. In: Vascular surgery: cases, questions and commentaries. 2018.

8. Elefteriades JA, Farkas EA. Thoracic aortic aneurysm. Clinically pertinent controversies and uncertainties. J Am Coll Cardiol. 2010;55(9):841–57.

9. Baxter BT, Terrin MC, Dalman RL. Medical management of small abdominal aortic aneurysms. Circulation. 2008;117(14):1883–9.
10. Brady AR, Thompson SG, Fowkes FGR, Greenhalgh RM, Powell JT. Abdominal aortic aneurysm expansion: risk factors and time intervals for surveillance. Circulation. 2004;110(1):16–21.
11. Lee WA. Predicting aneurysm enlargement in patients with persistent type II endoleaks. Yearb Vasc Surg. 2006;39(6):1157–62.
12. Connolly SJ, Eikelboom JW, Bosch J, Dagenais G, Dyal L, Lanas F, et al. Rivaroxaban with or without aspirin in patients with stable coronary artery disease: an international, randomised, double-blind, placebo-controlled trial. Lancet. 2018;391:205–18.
13. Larsen M, Pape LA, Awais M, Bossone E, O'Gara P, Evangelista A, et al. Presentation, diagnosis, and outcomes of acute aortic dissection. J Am Coll Cardiol. 2015;66(4):350–8.
14. Tsai TT, Nienaber CA, Eagle KA. Acute aortic syndromes. Circulation. 2005;112(24):3802–13.
15. Lempel JK, Frazier AA, Jeudy J, Kligerman SJ, Schultz R, Ninalowo HA, et al. Aortic arch dissection: a controversy of classification. Radiology. 2014;271(3):848–55.
16. Klompas M. Does this patient have an acute thoracic aortic dissection? JAMA. 2002;287(17):2262–72.
17. Mészáros I, Mórocz J, Szlávi J, Schmidt J, Tornóci L, Nagy L, et al. Epidemiology and clinicopathology of aortic dissection. Chest. 2000;117:1271–8.
18. Karthikesalingam A, Holt PJE, Hinchliffe RJ, Thompson MM, Loftus IM. The diagnosis and management of aortic dissection. Vasc Endovasc Surg. 2010;44(3):165–9.
19. Mussa FF, Horton JD, Moridzadeh R, Nicholson J, Trimarchi S, Eagle KA. Acute aortic dissection and intramural hematoma a systematic review. JAMA. 2016;316(7):754–63.
20. Hughes GC, Andersen ND, RL MC. Management of acute type B aortic dissection. J Thorac Cardiovasc Surg. 2013;145:S202–7.
21. Fattori R, Cao P, De Rango P, Czerny M, Evangelista A, Nienaber C, et al. Interdisciplinary expert consensus document on management of type B aortic dissection. J Am Coll Cardiol. 2013;61(16):1661–78.
22. Nauta FJH, Trimarchi S, Kamman AV, Moll FL, Van Herwaarden JA, Patel HJ, et al. Update in the management of type B aortic dissection. Vasc Med (UK). 2016;21(3):251–63.

23. Hiratzka LF, Bakris GL, Beckman JA, Bersin RM, Carr VF, Casey DE, et al. 2010 ACCF/AHA/AATS/ACR/ASA/SCA/SCAI/SIR/STS/SVM guidelines for the diagnosis and management of patients with thoracic aortic disease. Circulation. 2010;121(13).

第五章
肾脏和肠系膜疾病

目的

识别肾脏和肠系膜的灌注受损。

病历概述

帕金森病患者,91岁,出现意识模糊和上腹部疼痛。查体提示右上腹部轻度疼痛,无腹膜刺激征。实验室检查显示总胆红素浓度轻度升高。

解剖学

肠系膜血管由腹部的动脉和静脉组成,参与腹部各脏器的血液循环(图 5.1)。门静脉是一个不回流至心脏的"静脉",它将含有营养物质和毒素的血液输送至肝脏。门静脉由肠系膜静脉、胃静脉、脾静脉和胆囊静脉汇合而成,负责将大部分血液输送至肝脏。

肾动脉狭窄

肾动脉狭窄(RAS)可以在评估高血压或肺水肿时被确诊,但更多是偶然情况下发现的。有趣的是,RAS的偶然发现可以预测患者死亡率[1]。30岁以下的患者出现高血压,以及无心脏病病史的患者出现肺水肿,均提示肾动脉疾病的存在(表5.1)。动脉粥样硬化是RAS的最常见原因。在<30岁的人群中,RAS的发生也有其他原因,例如,纤维肌肉发育不良[2]。肾动脉分支处的微动脉瘤提示多发结节性动脉炎[3]。如果年轻人患有高血压但没有RAS,那么兴奋剂的使用、口服避孕药和肥胖等因素有可能引发此类疾病的发展[4,5]。RAS的诊断需要通过检查,明确肾动脉显著狭窄的存在[1](表5.2)。各种有效的影像检查均存在利弊。肠胀气和病理性肥胖会导致超声影像变得模糊。如果患者患有幽闭恐惧症或体内存在金属植入物,那么MRA的应用将受限。CTA具有最佳分辨率,但如果肾小球滤过率<30mL/min,则此项检查的安全性将降低[6]。影像学检查较少发现肾静脉血栓形成,这时须要进行血液高凝状态的评估(图5.2)。

在多数情况下,RAS并非高血压的唯一原因,并且标准的抗高血压药物治疗对多数患者是有效的。然而,在某些情况下,例如,顽固性高血压、初始降压治疗伴急性肾损伤,以及复发性肺水肿的患者,须进一步干预。高血压合并肾动脉狭窄的患者,治疗原则取决于狭窄的原因。血管成形术不足以完全治疗高血压,除非狭窄的病因是纤维肌肉发育不良[7]。高血压的药物治疗通常是直接阻断肾素-血管紧张素-醛固酮系统。利尿剂如氯噻酮应用较广,晚期肾脏疾病可能需要袢利尿剂的治疗[4]。在难治性高血压、药物性肾损伤的情况下,需要考虑行肾动脉血管成形术和支架置入术,尽管这种治疗策略尚未得到临床试验证据的支持[8,9]。抗血小板治疗在其中的作用也尚不明确[10]。较少应用旁路移植术或动脉内膜切除术进行外科手术血运重建。由于肾动脉瘤可能会进展,其直径>2.5cm时应及时评估其治疗方式[11]。

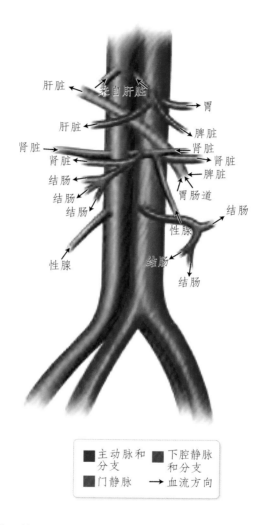

图 5.1　肠系膜血管。该示意图确定了动脉、静脉和门静脉的血流和方向。图例颜色表示动脉、静脉和门静脉解剖。箭头表示朝向末端器官、朝向心脏(下腔静脉)或从一个器官到另一个器官的血流方向。

表5.1 RAS的临床表现

可疑 RAS 的临床表现
高血压发病的患者年龄<30岁
ACEI 或 ARB 治疗后的急性肾损伤
血压和肌酐同时升高
无心脏病的肺水肿
腹部杂音

表5.2 RAS的影像学检查

结果	MRA	CTA	超声
识别肾动脉	+	+	+
血流动力学评估	–	–	+
识别相关疾病,例如,主动脉	+	+	–
肾脏肿块表征	+	+	+

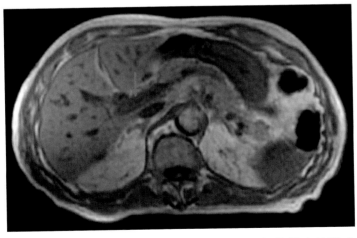

图5.2 腹部MRI。红色箭头表示进入肝脏的门静脉血栓形成。

肠系膜缺血

急性肠系膜缺血的临床表现为剧烈疼痛,并与体格检查不符,还可能伴有呕吐、腹泻、直肠出血和白细胞增多[12]。急性肠系膜缺血死亡率较高,尤其是在未及时得到鉴别和治疗的情况下[13]。其诊断依赖于肠系膜脉管系统的快速成像,CTA应用广泛,常用于肠系膜缺血的诊断[14,15]。非闭塞性肠系膜缺血也可能发生,影像学显示为血管管状狭窄,而非血管完全闭塞[16,17]。严重脱水或休克引起的低血压,以及弥漫性血管收缩可导致血流灌注不足,进而导致急性肠系膜缺血。急性肠系膜缺血患者在患有局灶性动脉夹层的人群中存活率最高,而这部分患者也是最有可能发生动脉瘤的人群(表5.3)。

肠系膜静脉血栓形成也可引起急性肠系膜缺血。病因可能为原发性或继发性(表5.4)。腹痛持续加重,急性肠系膜缺血死亡率增加。相反,侧支静脉通道形成,肠系膜缺血减轻[18]。紧急抗凝治疗和液体复苏可减轻终末器官损伤。如有腹膜体征或影像学坏死,则需剖腹探查[19],此时可考虑血管内手术,如经颈静脉肝内门体分流术(TIPS)[20]。除非静脉血栓形成的原因得以去除,否则抗凝治疗应持续进行。

慢性肠系膜缺血较为罕见[21],且90%的病例是由动脉粥样硬化引起的。这些有持续性心血管危险因素的患者,通常患有多发性动脉粥样硬化[22]。早在动脉狭窄症状出现之前,肠系膜动脉粥样硬化就已经很明显了。进食后20分钟,疼痛症状开始出现,并可持续3~4小时。患者可产生食物恐惧并会避免进食,这通常会导致患者体重大幅度减轻。对于慢性肠系膜缺血高发病率的人群,首选血管内治疗[23]。

表5.3 **急性肠系膜缺血**

动脉特点	原因
栓子	心房颤动
	动脉栓塞
	左心室血栓
血栓形成	高凝状态
	局部炎症
夹层	主动脉夹层
	孤立性肠系膜动脉夹层;创伤
正常动脉	低灌注,例如休克;血管收缩

表5.4 **肠系膜静脉血栓形成**

血栓形成的原因	诊断
局部	门静脉高压症
	脾大
	创伤
	手术
炎症	憩室炎
	胰腺炎
	感染
高凝状态	凝血蛋白缺乏症
	抗磷脂综合征
	莱顿第 V 因子
	口服避孕药
黏度增加	骨髓增生性疾病
	镰状细胞性贫血症

临床小结

CT影像可鉴别胆囊炎和门静脉血栓形成。磁共振胰胆管造影可鉴别胆管结石。门静脉血栓形成可能继发于胆囊炎引起的局部炎症。可通过胆道括约肌切开术和球囊取出术移除胆道结石,并随后进行抗凝治疗。抗凝的剂量根据患者年龄、体重和肾功能而定。

（马可心 译 李康 校）

参考文献

1. Khangura KK, Eirin A, Kane GC, Misra S, Textor SC, Lerman A, et al. Extrarenal atherosclerotic disease blunts renal recovery in patients with renovascular hypertension. J Hypertens. 2014;32(6):1300–6.
2. Khoury MH, Gornik HL. Fibromuscular dysplasia (FMD). Vasc Med (UK). 2017;22(3):248–52.
3. Bilateral renal infarct in otherwise healthy man. Am J Kidney Dis. 2014;63(5):A1–A121
4. Whelton PK, Carey RM, Aronow WS, Ovbiagele B, Casey DE, Smith SC, et al. 2017 Guideline for the prevention, detection, evaluation, and management of high blood pressure in adults. A report of the American College of Cardiology/American Heart Association T. American College of Cardiology Foundation and the American Heart Association. 2017.
5. Bavishi C, Bangalore S, Messerli FH. Outcomes of intensive blood pressure lowering in older hypertensive patients. J Am Coll Cardiol. 2017;69(5):486–93.
6. Sarkodieh JE, Walden SH, Low D. Imaging and management of atherosclerotic renal artery stenosis. Clin Radiol. 2013;68:627–35.
7. Trinquart L, Mounier-Vehier C, Sapoval M, Gagnon N, Plouin PF. Efficacy of revascularization for renal artery stenosis caused by fibromuscular dysplasia: a systematic review and meta-analysis. Hypertension. 2010;56:525–32.
8. Cooper CJ, Murphy TP, Cutlip DE, Jamerson K, Henrich W, Reid DM, et al. Stenting and medical therapy for atherosclerotic renal-artery stenosis. N Engl J Med. 2014;370:13–22.
9. Tendera M, Aboyans V, Bartelink M-L, Baumgartner I, Clément D, Collet J-P, et al. ESC Guidelines on the diagnosis and treatment of peripheral artery diseases. Eur Heart J [Internet]. 2011;32(22):2851–906.. http://eurheartj.oxfordjournals.org/content/32/22/2851
10. Aboyans V, Ricco JB, Bartelink MLEL, Björck M, Brodmann M, Cohnert T, et al. 2017 ESC guidelines on the diagnosis and treatment of peripheral arterial diseases, in collaboration with

the European Society for Vascular Surgery (ESVS). Eur Heart J. 2018;39(9):763–816.

11. Klausner JQ, Lawrence PF, Harlander-Locke MP, Coleman DM, Stanley JC, Fujimura N. The contemporary management of renal artery aneurysms. J Vasc Surg. 2015;61(4):978–84.

12. Wyers MC. Acute mesenteric ischemia: diagnostic approach and surgical treatment. Semin Vasc Surg. 2010;23:9–20.

13. Singh M, Long B, Koyfman A. Mesenteric ischemia: a deadly miss. Emerg Med Clin N Am. 2017;35(4):879–88.

14. Martinez JP, Hogan GJ. Mesenteric ischemia. Emerg Med Clin N Am. 2004;22(4):909–28.

15. Carver TW, Vora RS, Taneja A. Mesenteric ischemia. Crit Care Clin. 2016;32(2):155–71.

16. Luckner G, Jochberger S, Mayr VD, Knotzer H, Pajk W, Wenzel V, et al. Vasopressin as adjunct vasopressor for vasodilatory shock due to non-occlusive mesenteric ischemia. Anaesthesist. 2006;55(3):283–6.

17. Yoshida T, Kikuchi O, Tsuji Y, Okumura A, Matsueda K, Yamamoto H. Non-occlusive mesenteric ischemia diagnosed by angiography at the beginning of continuous regional arterial infusion therapy is a strong predictive factor for mortality due to severe acute pancreatitis. Gastroenterology. 2012;142:S-851.

18. Harnik IG, Brandt LJ. Mesenteric venous thrombosis. Vasc Med. 2010;15(5):407–18.

19. Wu J, Li Z, Wang Z, Han X, Ji F, Zhang WW. Surgical and endovascular treatment of severe complications secondary to noncirrhotic portal hypertension: experience of 56 cases. Ann Vasc Surg. 2013;27(4):441–6.

20. Chawla YK, Bodh V. Portal vein thrombosis. J Clin Exp Hepatol. 2015;5:22–40.

21. Biolato M, Miele L, Gasbarrini G, Grieco A. Abdominal angina. Am J Med Sci. 2009;338(5):389–95.

22. Zeller T, Rastan A, Sixt S. Chronic atherosclerotic mesenteric ischemia (CMI). Vasc Med. 2010;15(4):333–8.

23. Vos JA, de Vries JPPM, van Strijen MJL. Endovascular management of chronic mesenteric ischemia. In: endovascular interventions: a case-based approach. 2014.

第六章
血管痉挛性疾病

目的

区分血管反应性疾病与结构性血管疾病。

病历概述

患者,女,62岁,自诉在驾车过程中,手握方向盘后出现短时间性左手部分手指周期性发凉-麻木-苍白(图6.1)[1]。如继续坚持握紧方向盘,则指尖会进一步变成暗紫色。如停止驾驶,对手指进行保暖,皮肤颜色会逐渐恢复正常。患指从未出现过皮肤溃疡或组织缺损改变。

流行病学和诊断

发病年龄和临床特征是区分原发性和继发性雷诺现象的关键[2]。获取明晰的病史对于诊断至关重要,这方面需要患者提供相关的手指周期性颜色变化的照片。原发性雷诺现象的典型表现,通常为十几岁或二十几岁发病,表现为周期性、对称性手指血管痉挛的改变[3]。原发性雷诺现象多有家族史,与手指缺失或溃疡无关。患者多会描述受累的手指有僵硬、麻木甚至疼痛表现。与之相对,继发性雷诺现象通常发生于老年人,多由于其他基础疾病而导致手指出现血管痉挛的表现。

与原发性不同,继发性雷诺现象的患者通常表现为两侧不对称的血管痉挛,通常只影响一个或少数几个手指。受累的手指节段可有皲裂或反复出现的皮肤溃疡。继发性雷诺现象的暴露因素和相关疾病,如表6.1所示。指动脉壁的损伤可能是全身性疾病损伤的局部表现,也可能是局部血管收缩功能增加所致。这种局部血管收缩功能增加可能是因为管腔内血压过低,或是在血管收缩刺激导致血管痉挛的情况下[4]。重要的是,雷诺现象可能在继发性疾病(比如系统性硬化症等)症状出现的数年前就表现得十分明显。此外,许多继发性疾病也可以表现出四肢其他形式的皮肤颜色变化。

肢体的其他偶发性肤色改变(非雷诺现象)

原发性肢端发绀症,该病是一种良性发绀,向近端延伸可以超出手指,没有明显颜色变化界限[5]。它通常伴有交感神经兴奋性增加和多汗症。四肢可以是发凉的,但没有麻木、疼痛或溃疡改变。该病的发绀变化与外部温度和交感神经张力有关。

红斑肢痛症,该病是一种血管收缩舒张功能失调性疾病。表现为反复发作的肢体烧灼痛、红斑和下肢皮温升高。局部灼烧痛在加热时加重,在受凉时缓解[6]。该病患者通常习惯于暴露在极端寒冷的地方以减轻肢端疼痛。而这种在低温环境的反复暴露,会导致类似于冻伤甚至战壕足的动脉损伤。皮肤颜色由红变白提示是原发性而非继发性的红斑性肢痛症。继发性红斑肢痛症通常与骨髓增生性疾病有关,除全血细胞计数外,完整的病史和体格检查也是必要的。

青斑是指四肢远端的紫红色、网状变色[7]。真皮小动脉收缩导致浅

表6.1　可导致雷诺现象的继发因素或暴露因素

结缔组织病	药物	职业暴露或损伤	全身性疾病	动脉阻塞性疾病	神经系统疾病
• 系统性硬化症	• 抗偏头痛药物	• 振动工具	• 甲状腺功能减退症	• 动脉粥样硬化	• 脑卒中
• 系统性红斑狼疮	• 非选择性β受体阻滞剂	• 氯乙烯暴露	• 嗜铬细胞瘤	• 血栓闭塞性脉管炎	• 脊髓疾病
• 混合性结缔组织病	• 环孢素类	• 二氧化硅和二氧化硅溶剂	• 副肿瘤综合征	• 血栓栓塞	• 复杂性局部疼痛综合征
• 干燥综合征	• 溴隐亭	• 冲击性损伤,包括小鱼际捶打综合征	• 原发性血小板增多症	• 胸廓出口综合征	• 胸管综合征
• 类风湿关节炎	• 干扰素α和干扰素β	• 电击伤	• 冷凝集素病	• 透析用动静脉瘘	
• 皮肌炎和多发性肌炎	• 可卡因	• 冷冻伤	• 冷纤维蛋白原血症		
• 原发性胆汁性肝硬化	• 苯丙胺(包括治疗注意缺陷多动症药物)		• 冷球蛋白血症		
• 坏死性血管炎	• 雌激素		• 低体重(BMI < 16 kg/m²)		
	• 麻黄碱				
	• 细胞毒类抗癌药物				

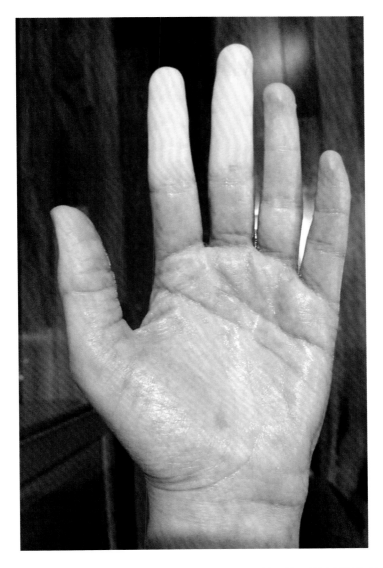

图6.1 苍白的部分手指。在该照片中,第2指和第3指可见界线清晰的苍白区域,手掌部分区域反光是涂抹了用于保护皮肤的保湿剂。

静脉丛中血液瘀滞、缺氧。原发性青斑随着肢体抬高或升温而消退。而源于血管炎、抗磷脂综合征等潜在风湿性疾病的继发性青斑则是非消退性的,这引起了人们的关注。青斑表现为两种形式:网状青斑(特征是皮肤呈现破损花边状的红圈)、葡萄状青斑(特征是皮肤呈现边缘未破损的紫圈)[8]。

冻疮是指四肢远端出现的瘙痒性黄色或紫色丘疹,通常在冬季和早春的潮湿、寒冷天气下发生。

阵发性指端血肿是指端突然出现的非环状瘀斑,起初呈蓝色,但在几天内可转变为黄紫色[9]。其通常由轻度创伤引起,引起创伤的事件可能非常轻微,以至于患者可能都不记得。其临床表现是手指不发凉,疼痛感可有或无,可自行消退。

检查

明确的病史采集对诊断雷诺现象具有重要意义。发病年龄、发作频率、严重程度、职业史、是否存在皮肤紧绷、光过敏、溃疡和偏头痛病史等,对于明确诊断非常具有帮助[10]。药物治疗后的反应,包括发作时间等对诊断及治疗也有帮助。自幼年就患有发作性指苍白的患者,其发作频率和严重程度的突然变化,也提示除原发性雷诺现象外,还有继发因素存在。

在进行体格检查时,应注意表6.1中列出的继发因素。完整的体格检查包括全面的脉搏检查。由刺激动作所引发的脉搏变化,如手臂抬高>90°,提示近端梗阻,如胸廓出口综合征。用放大镜或检眼镜检查指(趾)甲襞毛细血管是否有扩张或脱落也很有必要[11]。正常的甲襞毛细血管表现为规则的、对称的环路,与栅栏相似。相比之下,异常的甲襞毛细血管在无放大倍数下如图6.2所示。通常使用脉搏血氧饱和度测定仪来采集指(趾)的脉搏容积记录。若存在边界清楚的苍白或发绀,则增加温度,以便记录苍白情况下及改善后的波形。疑似雷诺现象的患者应杜绝暴露于冷刺激下,因为这可能诱发严重的指缺血,甚至导致手指坏死。

原发性雷诺病患者的红细胞沉降率和抗核抗体均在正常范围内。对于具有继发性雷诺现象的个体,可根据其病史和体格检查结果进行额外的检查,如图6.3所示。

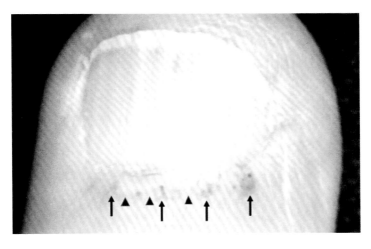

图6.2　异常的甲襞毛细血管。在毛细血管袢中观察到脱落(三角箭头所示)和扩张(长柄箭头所示)。毛细血管袢规则的栅栏状外观已被破坏。轻按甲襞引起苍白,恢复血流后出现红晕。这种情况下血流表现为不规则的、斑点状外观。

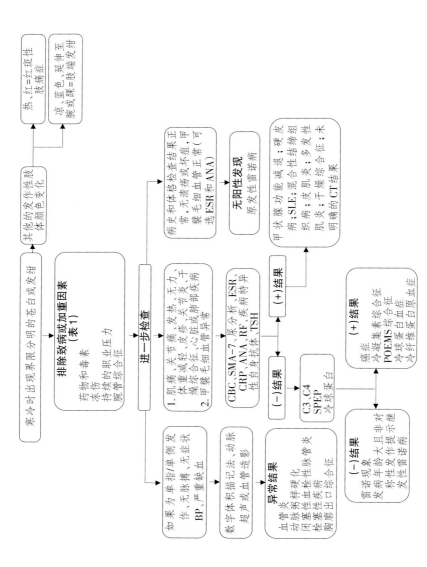

图6.3 适用于指端发作性颜色改变的诊断和测试流程图。可以使用此流程图来选择适合该患者的检查。

生活方式改善

生活方式的改善[12]对所有雷诺病患者都是必要的,其本身可能就足以治疗原发性雷诺病。所有患者都应避免可能诱发反射性血管收缩及导致指端血管痉挛发作的刺激[13]。此类诱发因素包括低温、情绪压力、工作压力、娱乐因素及特殊物质(如咖啡、巧克力、感冒药等)。

除了使四肢保持温暖以外,患者应尽力使躯体核心温度维持在接近出汗的程度,以避免代偿性指端血管痉挛[14]。体育活动可增加血液流量,而接触香烟烟雾则导致血管收缩。

药物及手术治疗

除改善生活方式以外,如果持续性的症状对患者造成困扰,可能需要进行药物治疗。此外,所有手指组织缺失的患者均应服用药物,以防止长期损伤与感染。硝苯地平是治疗雷诺病的主要药物,同时也是多项随机试验中研究的唯一药物[15]。其他用于治疗雷诺病的药物包括钙通道阻滞剂[16]、α受体阻滞剂[17]、选择性5-羟色胺再摄取抑制剂[18]、磷酸二酯酶5抑制剂[19]、血管紧张素受体阻滞剂[20]、前列腺素[21]和内皮素-1受体拮抗剂[22],详见表6.2。通常建议局部使用硝酸盐类药物,但因为此类药物在手部的使用没有既定的规范标准,且药物经皮吸收后会引起头痛,所以不常使用。HMG-CoA还原酶抑制剂[23]在继发于硬皮病的雷诺病中显示出一定的治疗前景。

另一种治疗严重雷诺病的方法是阻断支配手足小动脉的交感神经。通常通过注射肉毒杆菌毒素[24]使其暂时阻断或通过手术以达到永久阻断。手术治疗(指端微动脉松解术)极为有效,但持续时间仅有数年[25]。

表6.2 雷诺病的药物治疗

钙通道阻滞剂	α受体阻滞剂	血管紧张素受体阻滞剂	选择性5-羟色胺再摄取抑制剂	磷酸二酯酶5抑制剂	前列腺素类	内皮素-1受体拮抗剂
尼非地平 氨氯地平 地尔硫䓬	多沙唑嗪	氯沙坦	氟西汀	西地那非 他达拉非 伐地那非	伊洛前列素 （静脉注射） 曲伏前列素 （口服）	波生坦

罕见情况下,严重雷诺病患者会出现皮肤溃疡或坏疽。除了对溃疡患者使用血管扩张剂进行治疗外,还必须注意保持皮肤清洁,避免进一步创伤,以预防感染。一旦出现坏疽,应寻求外科治疗。

临床小结

本章开篇的女性在60岁时首次出现单手的指端血管痉挛性发作。因此,继发性原因导致雷诺现象的可能性比较大。体格检查(包括甲襞毛细血管镜检查)均正常。遵循图6.3中的流程图,诊断为原发性血小板增多症。建议使用方向盘加热器治疗。其后,她被转诊至血液科进行基因检测和进一步的治疗。

（刘峰 译 于丁 校）

参考文献

1. Wigley FM, Flavahan N. Raynaud's phenomenon. N Engl J Med. 2016;375(6):556–65.
2. Herrick AL. The pathogenesis, diagnosis and treatment of Raynaud phenomenon. Nat Rev Rheumatol. 2012;8(8):469–79.
3. Pope J. Raynaud's phenomenon (primary). BMJ Clin Evid. 2013;
4. Flavahan NA. A vascular mechanistic approach to understand-

ing Raynaud phenomenon. Nat Rev Rheumatol. 2015;11:146–58.

5. Allegra C, Carlizza A, Pollari G, Inglese A. Acrocyanotic disease: experimental findings. Adv Vasc Pathol 1989;2 (Proc 15th world Congr Int Union Angiol ICS868).

6. Tham SW, Li L, Effraim P, Waxman S. Between fire and ice: refractory hypothermia and warmth-induced pain in inherited erythromelalgia. BMJ Case Rep. 2017.

7. Gibbs MB, English JC, Zirwas MJ. Livedo reticularis: an update. J Am Acad Dermatol. 2005;52(6):1009–19.

8. Uthman IW, Khamashta MA. Livedo racemosa: a striking dermatological sign for the antiphospholipid syndrome. J Rheumatol. 2006;33:2379–82.

9. Weinberg I, Jaff MR. Spontaneous blue finger syndrome: a benign process. Am J Med. 2012;125(1):e1–2.

10. Wigley F. Raynaud's phenomenon. N Engl J Med. 2002;347(13):1001–8.

11. Maricq HR. Capillary abnormalities, Raynaud's phenomenon, and systemic sclerosis in patients with localized scleroderma. Arch Dermatol. 1992;128(5):630–2.

12. Daniels J, Pauling JD, Eccleston C. Behaviour change interventions for the management of Raynaud's phenomenon: a systematic literature review. BMJ Open. 2018;

13. Shapiro SC, Wigley FM. Treating Raynaud phenomenon: beyond staying warm. Cleve Clin J Med. 2017;84(10):797–804.

14. F.M. W. Raynaud's phenomenon: from pathophysiology to treatment. Clin Exp Rheumatol. 2010.

15. Rirash F, Tingey PC, Harding SE, Maxwell LJ, Tanjong Ghogomu E, Wells GA, et al. Calcium channel blockers for primary and secondary Raynaud's phenomenon. Cochrane Database Syst Rev. 2017;12:Cd000467.

16. Rhedda A, McCans J, Willan AR, Ford PM. A double blind placebo controlled crossover randomized trial of diltiazem in Raynaud's phenomenon. J Rheumatol. 1985;12(4):724–7.

17. Tingey T, Smuczek J, Pope J. A meta-analysis of randomized trials in the treatment and prevention of Digial Ulcers (DU) in Systemic Sclerosis (SS). J Rheumatol. 2012.

18. Coleiro B, Marshall SE, Denton CP, Howell K, Blann A, Welsh KI, et al. Treatment of Raynaud's phenomenon with the selective serotonin reuptake inhibitor fluoxetine. Rheumatology. 2001;40:1038–43.

19. Shenoy PD, Kumar S, Jha LK, Choudhary SK, Singh U, Misra R, et al. Efficacy of tadalafil in secondary Raynaud's phenomenon

resistant to vasodilator therapy: a double-blind randomized cross-over trial. Rheumatology. 2010;49(12):2420–8.

20. Wood HM, Ernst ME. Renin-angiotensin system mediators and Raynaud's phenomenon. Ann Pharmacother. 2006;40(11):1998–2002.

21. Shah AA, Schiopu E, Hummers LK, Wade M, Phillips K, Anderson C, et al. Open label study of escalating doses of oral treprostinil diethanolamine in patients with systemic sclerosis and digital ischemia: pharmacokinetics and correlation with digital perfusion. Arthritis Res Ther. 2013;15(2):R54.

22. Nagai Y, Hasegawa M, Hattori T, Okada E, Tago O, Ishikawa O. Bosentan for digital ulcers in patients with systemic sclerosis. J Dermatol. 2012;39(1):48–51.

23. Abou-Raya A, Abou-Raya S, Helmii M. Statins: potentially useful in therapy of systemic sclerosis-related Raynaud's phenomenon and digital ulcers. J Rheumatol. 2008;35(9):1801–8.

24. Iorio ML, Masden DL, Higgins JP. Botulinum toxin a treatment of Raynaud's phenomenon: a review. Semin Arthritis Rheum. 2012;41(4):599–603.

25. Hafner J, Santa DD, Zuber C, Christen Y, Bounameaux H. Digital sympathectomy (microarteriolysis) in the treatment of severe Raynaud's phenomenon secondary to systemic sclerosis [7]. Br J Dermatol. 1997.

第七章
脑血管疾病

目的

及时发现脑血管疾病并选择适合该患者的个体化治疗方法。

病历概述

患者,女,71岁,有高胆固醇和吸烟史,因恶心、呕吐、眩晕及凝视问题而就诊。系统检查发现她有血尿。腹部CT显示楔形肾梗死及主动脉粥样硬化。头颈部磁共振成像显示枕部梗死,血管造影未见明显狭窄。

临床表现

脑卒中(以下简称"卒中")的大小和位置决定了临床表现,并且常影响预后。与缺血性卒中相比,出血性卒中发病突然,因此时机很重要。缺血性卒中更为常见,其病因多种多样(图7.1)[1]。神经系统症状的逐渐发作和恶化提示血栓形成或近端大血管闭塞。突然的发作提示栓塞性卒中。短暂性脑缺血发作(TIA)表现为卒中样症状并较快消失,可能是卒中的前兆[2]。年龄、血压和症状持续时间用于预测TIA后卒中的风险,并用于ABCD评分[3]。通常的神经功能缺陷表现包括运动或感觉丧失、失语症、失认症、构音障碍、偏瘫或失用症。卒中可能限制患者

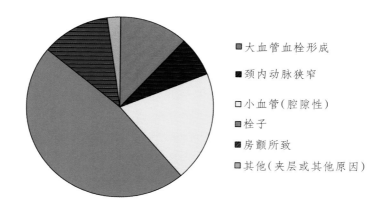

图 7.1   缺血性卒中的原因。此饼状图展示了缺血性卒中的病因。最常见的原因是无房颤史的栓塞性卒中，其次是心房颤动导致的卒中和腔隙性梗死。右边图例的颜色代表相应的区域。

描述症状的能力，任何观察到患者卒中的人提供的病史细节都会有所帮助。表 7.1 中描述了独特的表现。年轻人发生卒中可由高凝状态、心脏病、动脉夹层、动脉炎和烟雾病引起[4]。对于没有动脉粥样硬化风险因素的年轻患者，无论是否有霍纳综合征，都应将颈动脉夹层视为 TIA 或卒中/急性颈痛的病因。血管夹层、脑静脉血栓形成、血管炎和血管收缩综合征引起的 TIA 或卒中常出现剧烈头痛。夹层的危险因素包括纤维肌发育不良、多囊肾病和突然的颈部伸展（例如，坐过山车）[5]。高血压是脑出血（ICH）最常见的原因。在少数情况下，血管畸形发生破裂可导致脑出血。非创伤性蛛网膜下隙出血（SAH）常由囊状动脉瘤破裂引起。

卒中的风险随年龄的增长而增加，男性比女性容易更早发生卒中[6]。非裔美国人和亚洲人的风险更高。西方饮食中红肉、谷物和甜食

表7.1　脑血管疾病的特殊表现

症状	描述
一过性黑蒙	一只眼睛突然失明,有时眼睛周围疼痛 通常被描述为阴影划过眼前
肢体抖动型TIA	身体一侧无法控制的肢体抖动,运动时更严重
频发性TIA	复发性TIA,每次发作时间更长或更严重
前哨性头痛	突发性头痛,性质、发作和(或)严重程度与任何既往头痛不同。无相关的神经学病灶发现。这可能在蛛网膜下隙出血前数小时至数周发生

含量高,符合这一饮食习惯的人群患卒中的风险增加>50%[7]。缺乏运动和肥胖也会增加卒中风险。吸烟对增加卒中风险的影响比环境污染的影响更甚[8]。表7.2描述了一系列可预防的风险因素。抗血小板治疗可降低TIA患者的卒中风险[9],双联抗血小板治疗可在降低卒中风险方面发挥一定作用。建议在CEA血运重建的患者中行抗血小板治疗。较新的数据表明,对于颈动脉粥样硬化患者,可使用阿司匹林联合小剂量利伐沙班进行二级预防[10]。

评估脑血管疾病的影像学检查包括颈动脉超声、经颅多普勒、CT和MR。由于颈内动脉(ICA)不是单根血管,不能使用连续性方程的方法计算狭窄程度,所以现在没有确定颈动脉狭窄的金标准(图7.2)。目前至少有3种血管造影方法可以检测颈动脉狭窄,并且都可以通过比较不同颈动脉段狭窄的直径来定义狭窄程度[11]。一般来说,收缩期峰值流速>230cm/s预示着狭窄程度>70%[12]。颈动脉超声提供了关于近端狭窄、血流方向和大脑水平远端血流动力学及其他血流动力学信息(图7.3)。头部CT将立即识别出血性卒中,但缺血性卒中的CT表现可能在12~24小时内显示不清楚[13]。MRI可以即刻识别卒中,并有助于区分病

表7.2　卒中的可预防(治疗)危险因素

风险因素	预防(治疗)措施
心房颤动	抗凝
高血压	每日步行 20~30 分钟 DASH 饮食 抗高血压药物
高胆固醇	他汀类药物治疗
阻塞性睡眠呼吸暂停	持续正压通气
偏头痛	限制口服避孕药
糖尿病	控制糖摄入 抑制肾素-血管紧张素-醛固酮系统

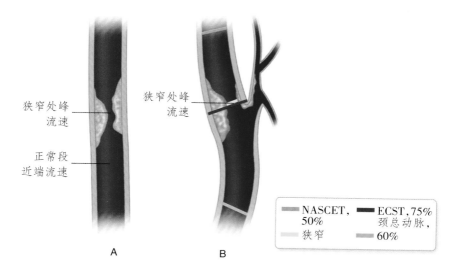

狭窄处峰流速

狭窄处峰流速

正常段近端流速

NASCET，50%
狭窄

ECST，75%
颈总动脉，60%

A　　　　　　　B

图 7.2　颈动脉狭窄。(A)中,连续性方程法可用于比较狭窄处的峰值速度与下肢股动脉正常近端段的速度。如流速为两倍,则有 50% 的狭窄。也可通过直径来比较。(B)中,将狭窄处直径与颈内动脉远端直径、球部估算直径和中颈总动脉直径分别进行比较。对于相同的狭窄,这 3 种方法的结果有显著差异。例如,北美症状性颈动脉内膜切除术试验(NASCET)50% 的结果与欧洲颈动脉切除术试验(ECST)结果相同,后者手术试验狭窄率为 75%。

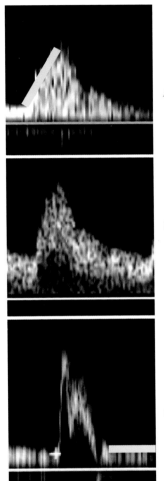

A.狭窄后波形

B.正常颈内动脉波形

C.严重远端疾病

图7.3 颈动脉波形信息。波形的形状可以提供探测部位近端和远端疾病的信息。(A)黄线表示上行程延迟,预示近端狭窄。(B)显示正常的颈内动脉血流,收缩期波形迅速上升,随后舒张期明显减慢。(C)黄线表示舒张期前向血流减少,提示远端疾病伴颅内小动脉缺如或狭窄。

变特征,具有卒中敏感性。MR灌注可以区分存活脑组织和梗死组织[14]。CTA和MRA也用于头颈动脉成像,明确有无狭窄和夹层。如果在发病后不久使用溶栓药和经皮血运重建术,可以减少脑组织坏死的面积[15]。卒中发生后的治疗包括血压控制、气道管理和颅内压升高的治疗(图7.4)。欧洲血管外科学会(European Society of Vascular Surgery)[16]已经确定了许多影像学方法,可识别50%~99%的无症状性颈动脉狭窄

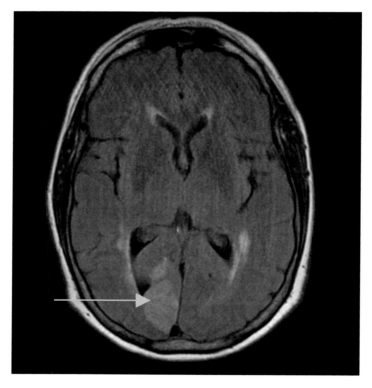

图7.4　MR T2像。脑部MR断层图像中黄色箭头所示为右侧枕后循环梗死。

患者,他们未来有可能发展成卒中高危患者(表7.3),如这些患者预期寿命>5年且解剖结构合适,可进行CEA治疗。经颅多普勒可以识别颅内动脉的血流以及微栓子[17]。有明显症状的颈内动脉狭窄患者可受益于CEA或颈动脉支架置入术[18]。

表7.3 高危无症状颈内动脉狭窄的标志

特征	风险(比值比/风险比)
经颅多普勒发现栓子	7.46
回声透亮(暗)斑块	2.61
对侧短暂性脑缺血发作或卒中	3.00
头部CT提示无症状性梗死	3.00
狭窄进展	1.60~4.70

临床小结

应用抗凝治疗。心电图显示正常窦性心律,经胸超声心动图显示心室功能正常,无心脏瓣膜病。主动脉CTA显示主动脉弓有一个肿块,降主动脉有一个较小的肿块,最有可能的病因是动脉粥样硬化血栓形成。患者接受抗凝治疗后没有进一步梗死,同时评估主动脉肿块的特征,明确是否存在其他部位的恶性肿瘤。

(曹泽龙 译 刘刚 校)

参考文献

1. Royal College of Physicians. National results. Sentin Stroke National Audit Program. 2017.
2. Kerber KA, Brown DL, Lisabeth LD, Smith MA, Morgenstern LB. Stroke among patients with dizziness, vertigo, and imbalance in the emergency department: a population-based study. Stroke.

2006;37:2484–7.

3. Kiyohara T, Kamouchi M, Kumai Y, Ninomiya T, Hata J, Yoshimura S, et al. ABCD3 and ABCD3-I scores are superior to ABCD2 score in the prediction of short- and long-term risks of stroke after transient ischemic attack. Stroke. 2014;45:418–25.

4. Ekker MS, Boot EM, Singhal AB, Tan KS, Debette S, Tuladhar AM, et al. Epidemiology, aetiology, and management of ischaemic stroke in young adults. Lancet Neurol. 2018;17:790–801.

5. Kim YK, Schulman S. Cervical artery dissection: pathology, epidemiology and management. Thrombosis Research. 2009;123:810–21.

6. Benjamin EJ, Blaha MJ, Chiuve SE, Cushman M, Das SR, Deo R, et al. Heart disease and stroke statistics' 2017 update: a report from the American Heart Association. Vol. 135, Circulation. Lippincott Williams and Wilkins; 2017. p. e146–603.

7. Fung TT, Chiuve SE, ML MC, Rexrode KM, Logroscino G, Hu FB. Adherence to a DASH-style diet and risk of coronary heart disease and stroke in women. Arch Intern Med. 2008;168:713–20.

8. O'Donnell MJ, Denis X, Liu L, Zhang H, Chin SL, Rao-Melacini P, et al. Risk factors for ischaemic and intracerebral haemorrhagic stroke. Lancet. 2010;376:112–23.

9. Brott TG, Halperin JL, Abbara S, Bacharach JM, Barr JD, Bush RL, et al. 2011 ASA/ACCF/AHA/AANN/AANS/ACR/ASNR/CNS/SAIP/SCAI/SIR/SNIS/SVM/SVS guideline on the management of patients with extracranial carotid and vertebral artery disease: executive summary. J Am Coll Cardiol. 2011;57(8):1002–44.

10. Sonia SA, Jackie B, John WE, Stuart JC, Rafael D, Peter W, et al. Rivaroxaban with or without aspirin in patients with stable peripheral or carotid artery disease: an international, randomised, double-blind, placebo-controlled trial. Lancet. 2018;391(10117):219–29.

11. Staikov IN, Arnold M, Mattle H, Remonda L, Sturzenegger M, Baumgartner RW, et al. Comparison of the ECST, CC, and NASCET grading methods and ultrasound for assessing carotid stenosis. J Neurol. 2000;247:681–6.

12. Quirk K, Bandyk DF. Interpretation of carotid duplex testing. Vol. 26, Seminars in vascular surgery. 2013. p. 72–85.

13. Latchaw RE, Alberts MJ, Lev MH, Connors JJ, Harbaugh RE, Higashida RT, et al. Recommendations for imaging of acute ischemic stroke: a scientific statement from the american heart

association. Stroke. 2009;40:3646–78.

14. Schellinger PD, Bryan RN, Caplan LR, Detre JA, Edelman RR, Jaigobin C, et al. Evidence-based guideline: the role of diffusion and perfusion MRI for the diagnosis of acute ischemic stroke: report of the therapeutics and technology assessment subcommittee of the american academy of neurology. Neurology. 2010;75:177–85.

15. Powers WJ, Rabinstein AA, Ackerson T, Adeoye OM, Bambakidis NC, Becker K, et al. Guidelines for the early management of patients with acute ischemic stroke: a guideline for healthcare professionals from the American Heart Association/American Stroke Association. Stroke. 2018;49:e46–e110.

16. Naylor AR, Ricco JB, de Borst GJ, Debus S, de Haro J, Halliday A, et al. Editor's choice – management of atherosclerotic carotid and vertebral artery disease: 2017 Clinical practice guidelines of the European Society for Vascular Surgery (ESVS). Eur J Vasc Endovasc Surg. 2018;55:3–81.

17. Markus HS, King A, Shipley M, Topakian R, Cullinane M, Reihill S, et al. Asymptomatic embolisation for prediction of stroke in the Asymptomatic Carotid Emboli Study (ACES): a prospective observational study. Lancet Neurol. 2010;9:663–71.

18. Naylor AR. Carotid artery disease: clinical features and management. Surgery (UK). 2018;36:290–4.

第八章
肢体肿胀的评估

目的

对肢体肿胀制订一套诊断和病因学方法。

病历概述

患者,女,79岁,深色皮肤,患有病态肥胖、心力衰竭(射血分数正常)和慢性肾病。在一次心力衰竭住院随访中发现,其出现双下肢不对称性水肿。

单侧下肢肿胀通常是一个令人担忧的发现[1]。当患肢负重时,多数导致肢体水肿的因素会进一步恶化。在这种情况下,几乎所有的患肢肿胀都会加重。肢体肿胀的模式有助于做出诊断(表8.1)。深静脉血栓形成(DVT)会影响小腿静脉血回流至心脏,可出现不对称水肿。DVT的近端累及范围和静脉闭塞程度均影响水肿的程度。临床症状主要表现为局灶性牵拉样肢体疼痛,行走时加重。DVT所致肿胀肢体的皮肤颜色和皮温改变差异较大。肿胀轻微者可表现为正常的皮肤颜色和温度;肿胀加重皮肤张力增高时,可表现为红斑和水肿;当严重水肿影响动脉灌注时,可表现为皮肤冰冷或苍白。DVT可以通过加压超声

表8.1 肢体肿胀的模式

	静脉	淋巴	CRPS
疼痛	++	+/—	+++
远端水肿范围	脚踝或手腕	手背/脚背,可累及手指/足趾	手指
皮肤颜色改变	急性DVT可表现为皮肤发红;慢性静脉功能不全可表现为皮肤粗硬	极少	红色/紫色

注:是否合并疼痛、肢体远端肿胀表现和皮肤颜色改变可为肢体肿胀的病因提供有价值的线索。这个简单的模式可以初步鉴别DVT、淋巴水肿和复杂性局部痛综合征(CRPS)。

诊断,治疗以抗凝为主。随着时间的推移,血栓所致静脉阻塞和功能不全也会导致下肢肿胀,表现为皮肤粗硬和踝周静脉冠样扩张。动脉疾病很少引起肢体肿胀,但急性肢体缺血例外。比如,急性动脉血栓栓塞可表现为肢体的冰冷和肿胀。除此之外,查体可触摸不到脉搏,此时该病需要紧急血管造影来确诊,并且快速重建血运。

当膝关节炎患者出现局限性膝后方肿胀时,可能是腘窝囊肿破裂所致。活动或外伤引起的囊肿破裂可导致小腿后部肿胀,通常不会影响足部。外伤时突然疼痛和肿胀可能表明肌肉撕裂。接下来的数天继续观察,可发现出血在踝部聚集,表现为踝部瘀斑。创伤也可能导致局部肿胀并伴有血肿。单一关节肿胀可能有关节积液或关节积血。先天性血管畸形,例如,Klippel-Trenaunay或血管瘤可表现为先天肢体不对称和肿胀。胫前蜡状肿胀提示可能是继发于严重甲状腺功能减退症的胫前黏液性水肿。蜂窝织炎表现的肢体肿胀,主要为局灶性,伴有红斑和局部温热。蜂窝织炎很少是对称的,且红斑不会随着肢体抬高而改善。

　　许多情况会导致一侧或双侧小腿肿胀[2]。慢性静脉功能不全可以影响一侧或双侧小腿。查体时可见网状静脉扩张或静脉曲张,皮肤变得粗糙,或出现脂质硬皮病。本病例的皮肤即表现为紧绷、增厚和纤维化。单纯静脉功能不全所致肢体肿胀不会累及前足,除非淋巴系统也受到损害。前足肿胀表明存在淋巴水肿(图 8.1)。而淋巴水肿通常继发于蜂窝织炎或淋巴结切除术后[3]。如果患者表现为远端肢体疼痛并有近端、远端受累表现,同时疼痛部位存在血管反应性异常,表现为网

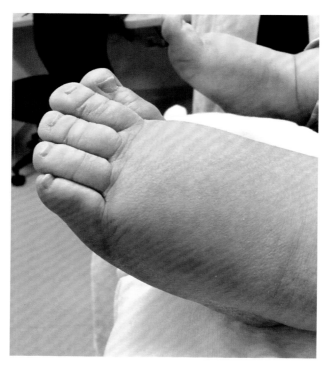

图8.1　淋巴水肿。肿胀延伸至前足,双足足趾呈方形。

状青斑或皮温失调，则这种肿胀可能是"复杂性局部痛综合征"的一个组成部分（图 8.2）。

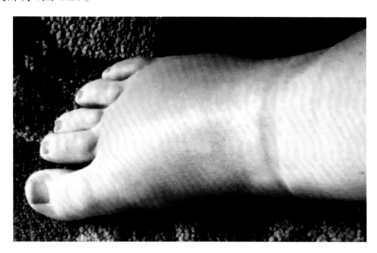

图 8.2　复杂性局部痛综合征。右足红肿，而对侧（未图示）不受影响，患者还描述了肿胀部位的麻木和刺痛感。

双侧肢体肿胀常见于心力衰竭、低蛋白血症（例如，肾病综合征、营养不良）、晚期肾病和门静脉高压症等[4]。药物也是双侧肢体水肿的常见原因，包括应用钙通道阻滞剂，如硝苯地平和氨氯地平，应用泼尼松和非甾体抗炎药。不活动是双侧肢体肿胀的另一个重要原因。行走时，小腿肌肉泵会被激活[5]。如果静脉瓣膜完好无损，小腿收缩会挤压静脉并将血液推向心脏。因此，不活动除了本身可能会导致肢体肿胀外，还会使前文讨论的许多其他水肿原因恶化。腹部肥胖患者可能由于下垂的腹壁组织压迫近端静脉限制静脉回流，而导致下肢肿胀。另外，营养不良可能会导致全身水肿，特别是远端肢体的水肿。

临床小结

在该患者的检查中,主要的体检发现是颈静脉压轻度升高,为 $9cmH_2O$,双下肢水肿伴脂质硬皮病,右小腿上部略粗于左小腿,右小腿指凹性水肿延伸到了右前足,静脉加压超声未显示DVT。该患者下肢水肿的原因可能是静脉淋巴水肿,即静脉功能不全和继发性淋巴水肿的综合征。在治疗上,应用梯度加压疗法来治疗患者的静脉功能不全和淋巴水肿,增加口服利尿剂来治疗患者的全身容量超负荷。

（王翠华 译　李哲 校）

参考文献

1. Lowe G, Tait C. Limb pain and swelling. Medicine. 2009;37:96–9.
2. Ratchford EV, Evans NS. Approach to lower extremity edema. Curr Treat Options Cardiovasc Med. 2017;19(3)
3. Warren AG, Brorson H, Borud LJ, Slavin SA. Lymphedema: a comprehensive review. Ann Plast Surg. 2007;59(4):464–72.
4. Young M. Limb pain and swelling. Medicine (UK). 2017;45:169–72.
5. Williams KJ, Ayekoloye O, Moore HM, Davies AH. The calf muscle pump revisited. J Vasc Surg. 2014;2(3):329–34.

第九章
静脉疾病

目的

精准识别每种疾病，以确定最佳疗法。

病历概述

患者，男，80岁，既往有脑卒中、高血压病史。左小腿上部疼痛10天。患者每周骑自行车5天，无外伤史。家族史中值得注意的是，其兄在一次长途驾车后患深静脉血栓。7天前，患者静脉超声检查未发现深静脉血栓。

据估计，每年有多达60万例静脉血栓栓塞症（VTE）病例，包括深静脉血栓（DVT）和肺动脉栓塞（PE）。这种高发病率部分归因于肺动脉造影CT（CTPA）的普及及其分辨率的提高，现在可检测到许多过去无法检测到的亚段栓塞。如表9.1所示，VTE有许多风险因素，所有这些因素都具有不同的可归因风险。在活动性癌症患者中，DVT出现频繁，进展迅速。DVT患者通常有肢体水肿，并且在血栓位置的远端肢体可能有局灶性痉挛性疼痛。如图9.1所示，单侧水肿、轻度发红和静脉曲张增多的情况较少见。现已有DVT的风险评分标准，但实用性不确定[1]。确诊DVT或PE的影像学手段分别有静脉加压超声和CTPA[2,3]。通气灌注显像和有创血管造影很少用于诊断。妊娠期PE的诊断具有挑战性,由于妊娠期血液高凝状态以及妊娠子宫引起的静脉回流障碍、静脉血容量增加,导致血栓风险增加。这可能导致左小腿静脉回流受压,从而导致左小腿肿胀,增加DVT风险。同时,妊娠期下肢水肿和劳力性呼吸困难也很常见。行CTPA检查有辐射,包括对乳房的辐射,但如果临床高度怀疑VTE,尽管这项检查对母亲和胎儿有一定风险,也应进行[4]。PE的风险评估工具包括Geneva评分修订版[5](表9.2)。

表9.1 VTE危险因素

风险因素	风险权重
大手术	++++
活动性癌症	++++
遗传性或获得性血栓形成倾向	+++
不活动	++
急诊入院	++
康复疗养院	++
妊娠	++
口服避孕药	+
激素治疗	+
高龄	+
BMI>30kg/m^2	+

+:弱阳性;++:阳性;+++:强阳性;++++:极强阳性。

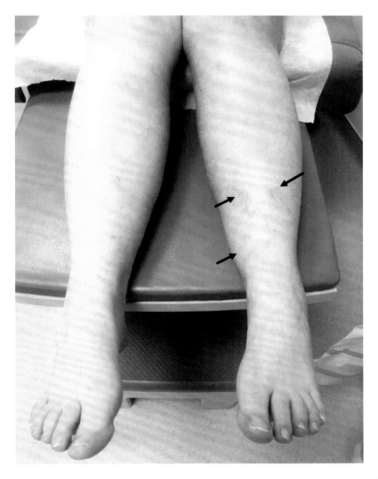

图 9.1 左侧深静脉血栓形成。此图患者左小腿近端有 DVT，而右侧没有 DVT。图中可见轻度水肿、红斑、静脉曲张增多（黑色箭头所示）。

表9.2　肺栓塞 Geneva 评分修订版（评分≥11表示高度可能性）

因素	得分
心率>95次/分	2
心率75~94次/分	1
单侧肢体疼痛或水肿	1
既往静脉血栓栓塞	1
活动性癌症	1
咯血	1
4个月内手术	1
年龄<65岁	1

　　简化肺栓塞严重程度指数评分（sPEST）可用于评估长期预后。心动过速、低血压、低氧血症、慢性心肺疾病、癌症和年龄>80岁的患者预后更差。右心室功能不全也表明临床预后差。若CTPA或超声心动图提示右室功能不全，或心脏生物标志物（包括肌钙蛋白和脑利钠肽）升高，则可考虑对肺栓塞进行更进一步治疗，包括全身或导管溶栓。大面积肺动脉栓塞是指急性肺动脉栓塞，伴收缩压<90mmHg且排除晕厥、脉搏消失、严重心动过缓或呼吸衰竭的其他原因[6,7]。对所有大面积肺栓塞均须进行溶栓或手术取栓。

　　抗凝是治疗急性VTE最重要的措施（表9.3[8,9]）。可选择静脉或口服药物，包括维生素K拮抗剂、Xa因子抑制剂和凝血酶抑制剂。抗凝治疗的选择取决于疾病的严重程度、肾功能、合并症及年龄。肺栓塞反应团队（PERT）可以加快疾病管理，包括溶栓相关决定。放置下腔静脉（IVC）过滤器通常不是首选，只有在患者不能接受抗凝治疗，或尽管接受了适当治疗后仍出现复发性VTE时才使用[10,11]。PE的一个重要且常被忽略的远期并发症是慢性血栓栓塞性肺动脉高压（CTEPH）[12]。VTE

的长期治疗包括抗凝、压力袜（适用于所有肢体肿胀），以及旨在恢复功能状态的运动疗法[13]。

静脉曲张是指直径>3mm的浅静脉扩张（图9.2）。多达25%的女性和15%的男性会出现静脉曲张。家族史、妊娠、久站、激素治疗及血管畸形会增加静脉曲张和静脉瓣功能不全的风险[14]。对所有病例均应采取的治疗包括加压力治疗、锻炼和控制体重。压力治疗常是选用20~30mmHg的梯度加亚腿套或有外部加压的腿套。患者临床表现可

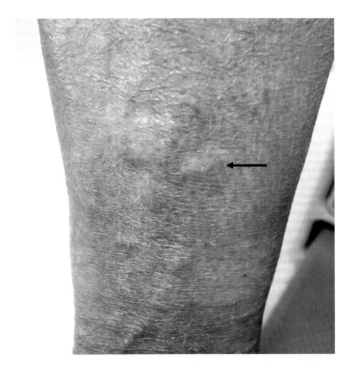

图9.2 该图片所示为皮肤静脉曲张（箭头所示）。扩张血管凸出皮肤表面，直径>3mm。

表9.3　抗凝药物

	用法	是否考虑肾功能	特殊考虑因素
肠外			
肝素			
依诺肝素钠	1mg/kg 皮下注射 BID	是	可监测 X a 因子水平以调整剂量
达肝素	200IU/kg	是	可监测 X a 因子水平以调整剂量
普通肝素	先以 80U/kg 团注，后以 18U/(kg·h)给药；滴定至 PTT 60~80 秒		肝素诱导性血小板减少症(HIT)的风险高于低分子肝素和依诺肝素钠
凝血酶抑制剂			
比伐卢定	先以 0.75mg/kg 团注，后以 1.75mg/(kg·h)输注	是	HIT 可用
阿加曲班	2mg/(kg·min)输注；根据 PTT 进行滴定		HIT 可用 肝功能损伤患者需调整剂量
X a 因子抑制剂			
磺达肝癸钠	体重>100kg 10mg；体重 50~100kg 7.5mg；体重<50kg 5mg		HIT 可用
口服			
维生素K 拮抗剂			
华法林	根据情况用药；调整剂量至 INR 2~3		成本较低；与多种药物有相互作用；需长期监测实验室指标

（待续）

表9.3(续)

用法	是否考虑肾功能	特殊考虑因素
Ⅹa 因子抑制剂		
阿哌沙班　先以 10mg 每天 2 次服用 7 天，后以 5mg 每天 2 次	是	老年人如伴有肾功能不全或体重过轻,应减少剂量;已获批用于晚期肾病
利伐沙班　先以 15mg 每天 2 次服用 21 天，后以 20mg 每天 1 次	是	每天 1 次用药;与食物共同吸收,常晚餐时服用
依度沙班　体重>60kg:60mg 每天 1 次　体重<30kg:30mg 每天 1 次	是	相比于使用其他 Ⅹa 因子抑制剂会造成月经量减少
贝曲沙班　首剂 160mg,后以 80mg 每天 1 次	是	仅用于 VTE 预防
凝血酶抑制剂		
达比加群　静脉抗凝 5~10 天,后以 150mg 每天 2 次服用	是	可引起消化不良

用一些评估工具来描述。其中最简单的是静脉临床严重程度评分（VCSS）[15]。此评分内容包括疼痛、静脉曲张、炎症、水肿、皮肤僵硬、溃疡和压力治疗的作用。另一常用工具是临床–病因–解剖–病理生理学（CEAP）分级法（表9.4）。

　　静脉反流是指浅静脉和深静脉的单向瓣膜功能不全,常见于大隐静脉,可导致静脉扩张和下肢水肿（图9.3）。临床常基于体格检查考虑静脉反流诊断,并通过多普勒静脉超声来确诊,多普勒超声可见反向血流通过功能不全的瓣膜。除了加压、锻炼和减重外,治疗可能还需要化学消融[16]、热消融或射频消融[17],很少需要手术切除。CEAP 分级≥3 的

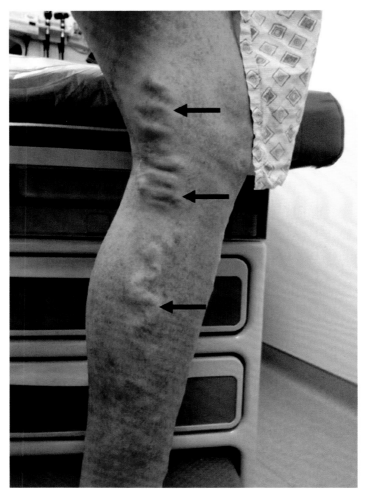

图9.3 大隐静脉回流。图中箭头所示为左下肢大隐静脉扩张弯曲。静脉超声证实该血管有反流。

表9.4 CEAP分级

临床表现

C0 无明确的静脉疾病

C1 毛细血管扩张或网状静脉

C2 静脉曲张

C3 水肿

C4a 色素沉着、擦伤、湿疹

C4b 脂质硬皮病和白色萎缩

C5 既往有溃疡、已愈合

C6 合并活动期溃疡

病因

先天性缺陷造成、非先天性和非继发性原因造成、由明显的继发性病因造成、不明确

解剖学

浅静脉、交通静脉、深静脉、不明确

病理生理

静脉反流、静脉阻塞、静脉反流与阻塞并存、不明确

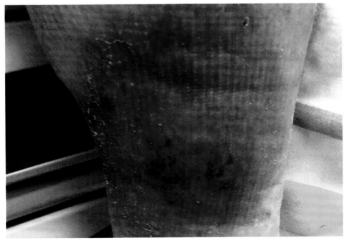

图9.4 CEAP分级 4a 发现。胫骨照片示色素沉着和擦伤。

患者需要消融治疗(见表9.4)。CEAP 4a级如图9.4所示。血管畸形是一种局灶性异常,可出现多种类型的血管,可以是高流量的,也可以是低流量的。国际血管异常研究学会定义了先天性异常和血管肿瘤两种疾病[18],并对其进行了分类。

临床小结

该患者既往有小腿疼痛,且有深静脉血栓家族病史,须行进一步的检查。复查超声发现左腓肠肌(小腿)深静脉血栓形成。回顾病史,发现最初超声并没有评估小腿静脉。予以启动抗凝治疗。

(马建伟 译 赵增仁 校)

参考文献

1. Nanchal R, Kumar G, Taneja A, Patel J, Deshmukh A, Tarima S, et al. Pulmonary embolism: the weekend effect. Chest. 2012;142:690–6.
2. Lim W, Le Gal G, Bates SM, Righini M, Haramati LB, Lang E, et al. American Society of Hematology 2018 guidelines for management of venous thromboembolism: diagnosis of venous thromboembolism. Blood Adv. 2018;2:3226–56.
3. Robb CL, Bhalla S, Raptis CA. Pitfalls in the diagnosis of acute pulmonary embolism on computed tomography: common pathologic and imaging mimics. Curr Radiol Rep. 2018;33:74–84.
4. Di Nisio M, van Es N, Büller HR. Deep vein thrombosis and pulmonary embolism. The Lancet. 2016;388:3060–73.
5. Klok FA, Mos ICM, Nijkeuter M, Righini M, Perrier A, Le Gal G, et al. Simplification of the revised Geneva score for assessing clinical probability of pulmonary embolism. Arch Intern Med. 2008;168:2131–6.
6. Moorjani N, Price S. Massive pulmonary embolism. Cardiol Clin. 2013;31:503–18.
7. Wells PS, Tritschler T, Kraaijpoel N, Le Gal G. Venous throm-

boembolism: advances in diagnosis and treatment. JAMA. 2018;320:1583–94.

8. Kearon C, Akl EA, Comerota AJ, Prandoni P, Bounameaux H, Goldhaber SZ, et al. Antithrombotic therapy and prevention of thrombosis, 9th ed: ACCP guidelines. Chest. 2012;141:e419S–96S.

9. Sharifi M, Bay C, Skrocki L, Lawson D, Mazdeh S. Role of IVC filters in endovenous therapy for deep venous thrombosis: the FILTER-PEVI (filter implantation to lower thromboembolic risk in percutaneous endovenous intervention) trial. Cardiovasc Intervent Radiol. 2012;35:1408–13.

10. Singh P, Lai HM, Lerner RG, Chugh T, Aronow WS. Guidelines and the use of inferior vena cava filters: a review of an institutional experience. J Thromb Haemost. 2009;7:65–71.

11. Klok FA, Dzikowska-Diduch O, Kostrubiec M, Vliegen HW, Pruszczyk P, Hasenfuß G, et al. Derivation of a clinical prediction score for chronic thromboembolic pulmonary hypertension after acute pulmonary embolism. J Thromb Haemost. 2016;14:121–8.

12. Kim NH, Delcroix M, Jenkins DP, Channick R, Dartevelle P, Jansa P, et al. Chronic thromboembolic pulmonary hypertension. J Am Coll Cardiol. 2013;62:D92–9.

13. Noack F, Schmidt B, Amoury M, Stoevesandt D, Gielen S, Pflaumbaum B, et al. Feasibility and safety of rehabilitation after venous thromboembolism. Vasc Health Risk Manag. 2015;11:397–401.

14. Gloviczki P, Gloviczki ML. Guidelines for the management of varicose veins. Phlebology. 2012;27:2–9.

15. Tan MKH, Sutanto SA, Onida S, Davies AH. The relationship between vein diameters, clinical severity, and quality of life: a systematic review. Eur J Vasc Endovasc Surg. 2019;57:851–7.

16. Blaise S, Bosson JL, Diamand JM. Ultrasound-guided sclerotherapy of the great saphenous vein with 1% vs. 3% polidocanol foam: a multicentre double-blind randomised trial with 3-year follow-up. Eur J Vasc Endovasc Surg. 2010;39:779–86.

17. Rasmussen L, Lawaetz M, Serup J, Bjoern L, Vennits B, Blemings A, et al. Randomized clinical trial comparing endovenous laser ablation, radiofrequency ablation, foam sclerotherapy, and surgical stripping for great saphenous varicose veins with 3-year follow-up. J Vasc Surg Venous Lymphat Disord. 2013;1:349–56.

18. Nozaki T, Nosaka S, Miyazaki O, Makidono A, Yamamoto A, Niwa T, et al. Syndromes associated with vascular tumors and malformations: a pictorial review. Radiographics. 2013;33:175–95.

第十章
淋巴水肿

目的

识别和治疗淋巴水肿。

病历概述

患者,女,41岁,因双侧下肢对称性水肿就诊。这种情况持续了数年,不能自主穿鞋。不伴有疼痛,抬高患肢可以稍微改善肿胀,患肢不能恢复到正常的大小。

淋巴管系统的终末衰竭会导致间质液的积累和局部肿胀[1]。淋巴淤积导致皮下脂肪肥大和局部免疫损害。淋巴毛细血管是一种盲端管,它连接形成一个排列有内皮和血管平滑肌细胞的淋巴管网络。淋巴管是淋巴液流入胸导管[2]中的主通道。淋巴系统在肠腔内运输废物、免疫细胞和脂质。淋巴液流动是由压力、交感神经调节的内在泵和外在泵机制来驱动的。

原发性淋巴水肿通常分为先天性淋巴水肿、早发性淋巴水肿和迟发性淋巴水肿。这些疾病分别表现在出生时、35岁之前或之后。原发性淋巴水肿也可以根据淋巴管的数量和外观来分类。有许多遗传形式,其中一些以畸形为特征。继发性淋巴水肿是淋巴通道损伤。从链球菌淋巴管炎到线虫产生的丝虫病感染均可引起淋巴损伤。损伤还可能源于手术切除淋巴结,如乳腺癌的乳房切除术后。先天性心脏病患者多次心导管治疗后的腹股沟损伤可引起局部创伤和淋巴功能障碍。癌细胞可能会迁移到淋巴管并引起阻塞。经常进行皮下注射或使用止血带可导致淋巴水肿。肥胖所致行动不便和大血管瘀对近端淋巴管的压力是淋巴水肿的其他重要原因。长期未治疗的静脉功能不全可能导致皮下纤维化,从而损害淋巴管并最终导致继发性淋巴水肿,这通常被称为静脉淋巴水肿。

　　淋巴水肿的肿胀最初可能是凹陷的,但随着时间的推移,随着皮下瘢痕和纤维化的发展,会变得坚硬,具有木质纹理和鹅卵石外观(图10.1)。足部或手部受累是淋巴水肿的标志,是区分其与静脉性水肿原因的重要线索。淋巴水肿导致足背或手背肿胀,通常称为水牛背。这最终就形成了典型的方形足趾,趾甲通常可见向上倾斜。Stemmer征是指不能捏住手指或脚趾基底部的皮肤皱褶,可以诊断淋巴水肿[3]。没有疼痛或色素沉积。脂肪水肿是另一种皮下疾病,其特征是非凹陷性水肿和异常的脂肪堆积。

　　体格检查通常足以做出诊断。明确的诊断是通过淋巴显像术进行的,将放射性标记的材料注射到足背。近端显影延迟和皮肤回流是淋巴水肿的迹象[4]。这个过程可能会非常痛苦,而且并不是必需的,只在检查时诊断不明确才会使用。CT可显示皮下组织呈蜂窝状病变。MRI具备鉴别淋巴水肿和脂肪水肿的能力。

　　治疗有多个组成部分(表10.1),包括日常穿着有弹性的束缚服

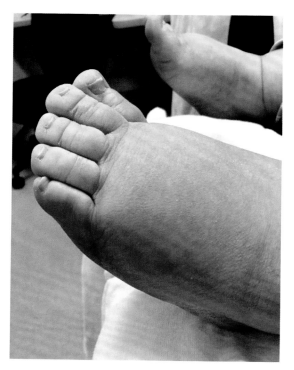

图 10.1　肿胀延伸至前足,双足足趾呈方形。

表10.1　淋巴水肿的药物治疗

减轻淋巴水肿的治疗方法
按摩(人工按摩)
皮肤护理(水溶性润肤剂)
绷带(非弹性压缩绷带)
运动(激活小腿肌肉泵;局部给予压力)
具有压缩弹性的束缚服装
皮肤感染控制
利尿剂没有益处

装、按摩和锻炼,还可能包括气动压缩治疗。治疗必须长期地继续下去,以防止退化。改善可能是显著的,但皮下组织的晚期纤维化会限制改善效果。淋巴静脉吻合术和其他显微外科技术正在研发当中[5,6]。

临床小结

该患者的静脉超声未显示 DVT 或静脉功能不全,但确实显示了淋巴湖。MR 淋巴管造影证实了淋巴水肿的诊断。药物结合使用气动泵对淋巴水肿的治疗有效。

(李滨 译　邓彦东 校)

参考文献

1. Gianesini S, Obi A, Onida S, Baccellieri D, Bissacco D, Borsuk D, et al. Global guidelines trends and controversies in lower limb venous and lymphatic disease: narrative literature revision and experts' opinions following the vWINter international meeting in Phlebology, Lymphology & Aesthetics, 23–25 January 2019. Phlebology. 2019;34:4–66.
2. Alitalo K. The lymphatic vasculature in disease. Nat Med. 2011;17:1371–80.
3. Brenner E, Putz D, Moriggl B. Stemmer's (Kaposi-Stemmer-) sign – 30 Years later. Phlebologie. 2007;36:320–4.
4. Maclellan RA. The lymphatic system. In: Greene AK, Slavin SA, Brorson H, editors. Lymphedema: presentation, diagnosis, and treatment. Cham: Springer; 2015.
5. Lähteenvuo M, Honkonen K, Tervala T, Tammela T, Suominen E, Lähteenvuo J, et al. Growth factor therapy and autologous lymph node transfer in lymphedema. Circulation. 2011;123:613–20.
6. Campisi CC, Boccardo F, Piazza C, Campisi C. Evolution of chylous fistula management after neck dissection. Curr Opin Otolaryngol Head Neck Surg. 2013;21:150–6.

第十一章
血管压迫综合征

目的

了解由局部血管压迫而引起的相应症状。

病历概述

患者,男,18岁,是一名水球运动员,该患者因手臂肿胀、呈蓝色而就诊于急诊科,患者自述24小时前发现上臂肿胀。患者之前参加了锦标赛,但未曾受伤。行床旁超声显示上臂无明显DVT的迹象。

锁骨下动脉、静脉或臂丛神经都通过第1肋骨、锁骨和斜角肌间隙形成的通道到达手臂,故锁骨下动脉、静脉或臂丛神经都可能在胸廓出口处受到压迫(图11.1)。胸廓出口综合征(TOS)又称颈肩综合征,临床表现取决于被压迫的血管。静脉型TOS表现为上臂肿胀,尤其是年轻运动员[1]。反复压迫静脉导致内皮损伤、管腔纤维化,最终导致锁骨下静脉血栓形成。患者常会突然出现手臂肿胀和变色为蓝色。血管超声可能显示锁骨下血栓形成,但操作有难度。CT和MR静脉造影时[2]嘱患者双臂上举,能准确地检测到锁骨下静脉狭窄。锁骨下静脉血栓形成也可检测到。基于导管的上肢静脉造影术可明确诊断。

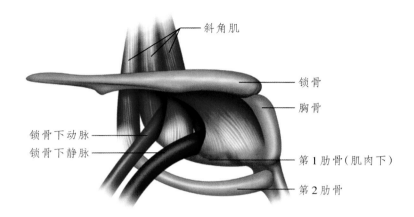

斜角肌

锁骨

胸骨

锁骨下动脉

锁骨下静脉

第1肋骨（肌肉下）

第2肋骨

图11.1 胸廓出口的锁骨下静脉和动脉。锁骨下动脉呈红色,锁骨下静脉呈蓝色。臂丛神经遵循与锁骨下动脉相同的路径。锁骨下肌形成一条狭窄的通道,增加了锁骨下静脉的压迫。

可通过导管溶栓减少血栓负荷并恢复静脉血流。胸廓出口减压通常为手术切除第1肋骨,建议在溶栓反应良好的6周之后进行[3]。

动脉型TOS不如静脉型TOS常见[4]。动脉狭窄可在反复压迫的部位发生,并可能导致狭窄后动脉瘤。从C7椎体棘突延伸至第1肋骨的纤维带增加了动脉型TOS发生的可能性。狭窄后动脉瘤可形成血栓,血栓可栓塞至远端肢体[5]。患者可能出现手臂跛行、手臂静止缺血或远端栓子的指端缺血。静止状态或手臂抬高时的CT和MR血管造影均可明确诊断。外科治疗通常包括骨切除[6]。该区域动脉压迫的另一个原因是腋动脉压迫综合征,通常发生在反复的上臂运动,如投球运动。CT和MR血管造影的手术治疗也适用于该病。

正中弓状韧带综合征是由膈脚和正中弓状韧带在呼气期间压迫腹

腔动脉引起的[7]。这种排除诊断表现为多种类型的腹痛[8]。查体时偶尔有上腹部压痛和杂音。CT和MR血管造影术或超声检查可通过显示呼气时腹腔动脉受压而吸气时消退来确定诊断[9]。过去的治疗方法是对血管进行外科减压[8]。肾静脉受压综合征[10]是由肠系膜上动脉（SMA）和主动脉之间的肾静脉受压引起（图11.2），临床症状多表现为左侧腹痛、血尿、位置性蛋白尿，以及骨盆和下肢静脉曲张[11]。低体重、主动脉后肾静脉/主动脉与SMA之间的锐角，这些因素增加了肾静脉受压的可能性。一旦发现该解剖结构，确诊需要确定穿过静脉的梯度，这通常需要有创性静脉造影[12]。治疗包括应用血管紧张素转换酶抑制剂、血管腔内介入和外科治疗方案[13]。

May-Thurner综合征是指右髂总动脉压迫左髂总静脉而导致左下肢静脉高压、水肿和（或）左髂股静脉血栓形成的现象[14]（图11.3）。DVT血栓栓塞后，患者在卵圆孔未闭的情况下也可能出现PE[15]甚至脑卒中[16]。下肢深静脉血栓形成的风险随下肢深静脉血栓形成潜在风险因素的增

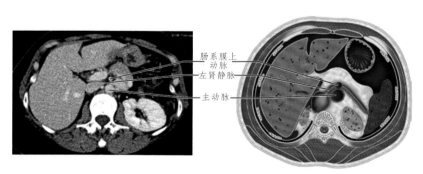

肠系膜上
动脉
左肾静脉
主动脉

图11.2 左肾静脉受压的肾静脉受压综合征的解剖图。左侧腹部CT和右侧示意图显示，在肾静脉与下腔静脉连接之前，肠系膜上动脉和主动脉之间的左肾静脉受压。

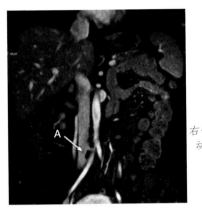 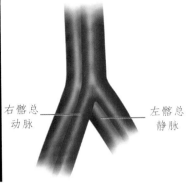

右髂总动脉 ——————————— 左髂总静脉

图11.3　May-Thurner解剖图。左侧CTA和右侧示意图示右侧髂总动脉穿过左侧髂总静脉。此为正常解剖结构，1/3的人有明显的压迫感。该区域的其他软组织因个体而异，可能导致压迫增加。在CT图像上，左髂总静脉（长柄箭头所示）在右髂总动脉和椎体之间受压。图示右髂动脉穿过左髂静脉。

多，以及髂静脉受压引起的静脉损伤程度的增加，而增加[17]。治疗包括抗凝和导管溶栓。初始治疗后通常放置静脉内支架[18]。

　　下肢还有3种血管压迫综合征：罕见的腘动脉卡压、罕见的外膜囊肿（图11.4）和较常见的腘动脉瘤。腘动脉卡压患者运动时常表现为跛行[19]，休息时正常，跖屈时表现为远端脉冲减少或消失[20]。在该先天性畸形中，腘动脉相对于腓肠肌/腘肌走行异常，并随着这些肌肉的弯曲而受压。腘静脉很少受累[21]。经CT或MR血管造影对静止和跖屈时的腘动脉成像，两种成像方式均能对周围软组织结构良好成像。治疗可采用开放性手术修复来改变腘动脉的异常走行[22]。外膜囊肿是发生在腘动脉或静脉外膜的罕见黏液性囊肿[23]。在其他动脉中不常见[24]。中年患者典型表现为跛行，通常没有动脉粥样硬化性外周动脉疾病的典型风险因素。

CT和MR血管造影常在囊肿部位显示弯刀征,这是动脉进行性狭窄和侧向移位所致[25]。与超声不同,这些检查方法可清晰地显示周围组织。治疗上已采取了多种手术方法,2个月后须再次干预的比率接近20%。腘动脉瘤可压迫腘静脉,导致局部静脉高压和DVT[26]。患者可无症状,也可因动脉瘤血栓栓塞而出现指端缺血。风险因素包括高龄和吸烟,高达19%的腹主动脉瘤患者也有腘动脉瘤[27]。治疗常采用外科手术治疗,以防止进行性扩大或动脉瘤破裂。

临床小结

对患者行MR静脉造影,示锁骨下静脉血栓形成。行抗凝和患臂加压套筒治疗及随后的有创性静脉造影、脉冲喷雾取栓术和溶栓治疗。经过>4周的抗凝后,行左锁骨上第1肋骨切除术、锁骨下静脉松解术、臂丛神经成形术、锁骨下动脉松解术和前/中斜角肌切除术,完成胸廓出口减压。

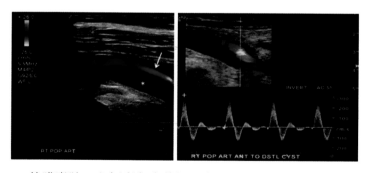

图11.4   外膜囊肿。左侧彩色多普勒超声可识别回声透亮囊肿(*所示)和狭窄的腘动脉腔(内腔)。右侧多普勒显示混频部位收缩期血流速度加快,这与明显的动脉狭窄一致。

(柴巧英 译 王莉 校)

参考文献

1. Illig KA, Doyle AJ. A comprehensive review of Paget-Schroetter syndrome. J Vasc Surg. 2010;51:1538–47.
2. Sridhar S, Bhalla S, Raptis CA, Fowler KJ, Thompson RW. Imaging of the patient with thoracic outlet syndrome. RadioGraphics. 2016;36:984–100.
3. Sanders RJ, Hammond SL. Venous thoracic outlet syndrome. Hand Clin. 2004;20:37–42.
4. Daniels B, Michaud L, Sease F, Cassas KJ, Gray BH. Arterial thoracic outlet syndrome. Curr Sports Med Rep. 2014;13:75–80.
5. Gannon MX. Thoracic outlet syndrome. In: Parikh D, Rajesh PB, editors. Tips and tricks in thoracic surgery. London: Springer; 2018.
6. Smith FC, Winterborn RJ. Thoracic outlet syndrome. Surgery (UK). 2019;37:112–8.
7. Kim EN, Lamb K, Relles D, Moudgill N, DiMuzio PJ, Eisenberg JA. Median arcuate ligament syndrome – review of this rare disease. JAMA Surg. 2016;151:471–7.
8. Weber JM, Boules M, Fong K, Abraham B, Bena J, El-Hayek K, et al. Median arcuate ligament syndrome is not a vascular disease. Ann Vasc Surg. 2016;30:22–7.
9. Mussa FF, Horton JD, Moridzadeh R, Nicholson J, Trimarchi S, Eagle KA. Acute aortic dissection and intramural hematoma a systematic review. JAMA. 2016;316:754–63.
10. Kurklinsky AK, Rooke TW. Nutcracker phenomenon and nutcracker syndrome. Mayo Clin Proc. 2010;85:552–9.
11. Venkatachalam S, Bumpus K, Kapadia SR, Gray B, Lyden S, Shishehbor MH. The nutcracker syndrome. Ann Vasc Surg. 2011;25:1154–64.
12. Jolley I. Nutcracker syndrome. Radiography. 2014;20:286–7.
13. Avgerinos ED, McEnaney R, Chaer RA. Surgical and endovascular interventions for nutcracker syndrome. Semin Vasc Surg. 2013;26:170–7.
14. Mousa AY, AbuRahma AF. May - Thurner syndrome: update and review. Ann Vasc Surg. 2013;27:984–95.
15. Streiff MB, Agnelli G, Connors JM, Crowther M, Eichinger S, Lopes R, et al. Guidance for the treatment of deep vein thrombosis and pulmonary embolism. J Thromb Thrombolysis. 2016;41:32–67.

16. Doyen D, Castellani M, Moceri P, Chiche O, Lazdunski R, Bertora D, et al. Patent foramen ovale and stroke in intermediate-risk pulmonary embolism. Chest. 2014;146:967–73.
17. Carroll S, Moll S. Inferior vena cava filters, May-Thurner syndrome, and vein stents. Circulation. 2016;133:e383–7.
18. Ibrahim W, Al Safran Z, Hasan H, Abu Zeid W. Endovascular management of May-Thurner syndrome. Ann Vasc Dis. 2012;5:217–21.
19. Noorani A, Walsh SR, Cooper DG, Varty K. Entrapment syndromes. Eur J Vasc Endovasc Surg. 2009;37:213–20.
20. Wright LB, Matchett WJ, Cruz CP, James CA, Culp WC, Eidt JF, et al. Popliteal artery disease: diagnosis and treatment. Radiographics. 2004;24:467–79.
21. Hameed M, Coupland A, Davies AH. Popliteal artery entrapment syndrome: an approach to diagnosis and management. Br J Sports Med. 2018;52:1073–4.
22. Lejay A, Delay C, Georg Y, Gaertner S, Ohana M, Thaveau F, et al. Five year outcomes of surgical treatment for popliteal artery entrapment syndrome. Eur J Vasc Endovasc Surg. 2016;51:557–64.
23. Desy NM, Spinner RJ. The etiology and management of cystic adventitial disease. J Vasc Surg. 2014;60:235–45.
24. Jarraya M, Simmons S, Farber A, Teytelboym O, Naggara N, Guermazi A. Uncommon diseases of the popliteal artery: a pictorial review. Insights Imaging. 2016;7:679–88.
25. Motaganahalli RL, Smeds MR, Harlander-Locke MP, Lawrence PF, Fujimura N, DeMartino RR, et al. A multi-institutional experience in adventitial cystic disease. J Vasc Surg. 2017;65:157–61.
26. Ascher E, Markevich N, Schutzer RW, Kallakuri S, Jacob T, Hingorani AP. Small popliteal artery aneurysms: are they clinically significant? J Vasc Surg. 2003;37:755–60.
27. Viktoria Tuveson, Hedvig E Löfdahl, Rebecka Hultgren. Patients with abdominal aortic aneurysm have a high prevalence of popliteal artery aneurysms. Vascular Medicine. 2016;21:369–75.

第十二章
特殊人群

目的

　　了解成人先天性心脏病、接受癌症治疗和纤维肌发育不良患者独特的血管疾病风险。

病历概述

　　患者,女,59岁,既往行法洛四联症矫正术和机械性肺动脉瓣置换术,现出现下肢水肿和静脉曲张。当她穿长筒弹力袜时,下肢肿胀会减轻。查体可见:生命体征正常,左上肢脉搏减弱,下肢静脉曲张,肌肉肿胀伴CEAP 4级表现。

成人先天性心脏病

　　在成人先天性心脏病患者中,即使对静脉高压进行了适当的治疗,残余的右心疾病也会导致全身性静脉高压[1]。如果静脉压升高,当患者直立时可能会出现下肢疼痛。尽管没有动脉粥样硬化性外周血管疾病(PAD),患者也会出现下肢的劳累性疼痛,这和静脉性跛行一致。慢性静脉高压导致静脉回流受阻、肢体肿胀和潜在的静脉溃疡。那些有静脉曲张家族病史的患者更可能发展为严重的浅表静脉曲张和静脉功能不全[2]（图12.1）。他们更可能发展为 CEAP 3 级及以上的静脉功能不全，应当进行静脉消融术。对这些患者的治疗方式是相同的，但需要注意术前充分评估股静脉常用穿刺点的情况，因为先天性心脏病的患者会频繁接受股动脉和股静脉的穿刺置管术[3]。血管损伤会通过挛缩和狭窄来愈合，因此可能造成静脉回流障碍。股动脉狭窄导致的跛行从小腿开始。静脉狭窄导致单侧肢体肿胀，增加了静脉血栓形成的风险，也加重了患侧肢体的静脉功能不全。许多先天性心脏病患者也会出现上肢的血管症状。许多先天畸形的外科手术修复可直接减少锁骨下动

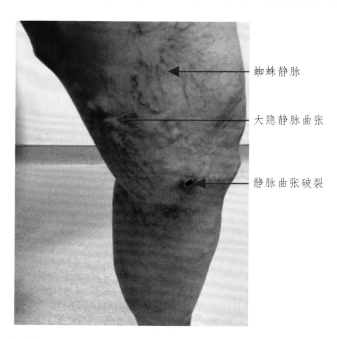

　　　　　　　　　　　　　　　　　　　　　　　蜘蛛静脉

　　　　　　　　　　　　　　　　　　　　　　　大隐静脉曲张

　　　　　　　　　　　　　　　　　　　　　　　静脉曲张破裂

图 12.1　静脉功能不全。1 幅成人先天性心脏病患者的下肢照片，显示静脉高压背景下的浅表静脉疾病。箭头表示静脉高压时的蜘蛛静脉、大隐静脉曲张、静脉曲张破裂。

脉流,如在左锁骨下动脉片行主动脉缩窄扩大成形术,或在左锁骨下动脉进行 Blalock-Taussig 分流术,形成锁骨下至肺动脉的分流[4]。这将导致被干预手臂的血压比另一只手臂低,而且只能在腕处检测到微弱的脉搏。临床并发症有单侧手臂跛行、单侧雷诺现象和锁骨下动脉盗血综合征。

癌症治疗的血管毒性

在癌症患者接受治疗过程中观察到弥漫性血管痉挛、雷诺现象、血管炎、PAD、缺血性卒中和血栓栓塞(动脉和静脉)[5]。当癌症患者接受治疗时出现了一些血管问题,这些病因都是值得思考的。这可以根据临床表现来考虑(表12.1)。本文没有明确的区分发作性(如雷诺现象)和非发作性指端缺血[6],但是这个框架对于确定问题起因,以及寻找治疗方法是至关重要的。在肢体上,最初的临床表现可能是非发作性指

表12.1 通过临床表现评估血管毒性

受影响的血管范围	脑血管 (TIA/脑卒中)	冠状动脉	外周动脉
相关的癌症治疗	·尼罗替尼 ·帕纳替尼 ·酪氨酸激酶抑制剂 ·单克隆抗体	·5-氟尿嘧啶 ·紫杉醇 ·顺铂 ·VEGF 抑制剂 ·尼罗替尼 ·帕纳替尼 ·埃罗替尼	·尼罗替尼 ·帕纳替尼 ·顺铂 ·5-氟尿嘧啶 ·抗代谢类药 ·单克隆抗体
诊断检查	·双侧颈动脉 ·头部/颈部 CTA 或 MRA	·侵入性血管造影术	·超声 ·CTA ·体格检查
特定部位的药物治疗	是	是	是

端缺血(图 12.2)。这可能是动脉栓塞或四肢血管痉挛的结果。弥漫性血管痉挛的作用可能比我们怀疑的更大,当患者发展为指端缺血并合并新出现的收缩压升高时,应考虑弥漫性血管痉挛。当影像学显示动脉弥漫性狭窄,而动脉壁或管腔没有明显异常时,也应怀疑[7]。当所有手指都缺血时要特别怀疑弥漫性血管痉挛[8]。血管炎可以通过动脉壁成像检测到[9,10],个别病例可能需要进行活检。免疫检查点抑制剂治疗可导致大血管的血管炎[9]。PAD 和脑血管缺血可能是由于血管痉挛、血管炎或癌症治疗加速了动脉粥样硬化。在接受癌症治疗的患者中,短暂性脑缺血发作(TIA)和脑卒中的风险并不会增加[11]。然而,也有报道称这值得注意。在使用干扰素 α[12]和尼罗替尼后出现烟雾病样病变,表现为颅内动脉狭窄、血管脆性增加和颅内出血。目前,没有直接针对接受癌症治疗患者的急性缺血性脑卒中的治疗试验。

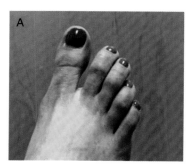 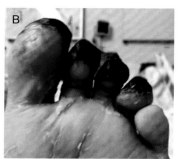

图 12.2　接受癌症治疗的患者的足趾照片。(A)显示蓝色的足趾,在检查时是冰冷的。尽管温度升高,也仍然是蓝色,这也印证了是缺血而不是血管痉挛。(B)显示由于足趾动脉血流不足导致趾尖坏疽的顽固性深色变化。

纤维肌发育不良

纤维肌发育不良（FMD）几乎可以在身体的每一个动脉中观察到。真实的患病率和病因尚不清楚。根据病变形态进行分类：多发性FMD血管造影表现为"串珠样"，单发性FMD表现为局灶性、平滑的狭窄。诊断通常是通过某一影像改变偶然发现（图12.3）。FMD也增加了患者自发性冠状动脉夹层（SCAD）的风险。大多数患者的FMD动脉供血器官有一定的体征或症状，如大脑、心脏、肾脏、四肢等。动脉夹层常会导致脑卒中和心肌梗死等重大血管事件。随着时间的推移，病变可发展为限流性狭窄和动脉瘤。单发性FMD可能导致中间主动脉综合征，引起远端主动脉明显狭窄和下肢跛行。FMD必须与动脉粥样硬化（斑块明显）和血管炎（全身症状和急性期反应物升高）区分开来。在一些个体中，动

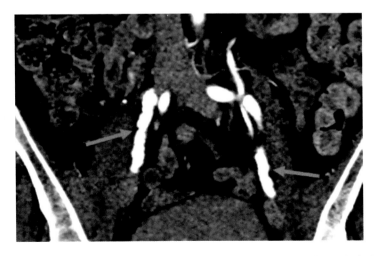

图12.3 FMD患者髂总动脉的CT血管成像。关注"串珠样"的改变（箭头所示）。

脉夹层的原因可能是一种遗传性结缔组织疾病,如血管 Ehlers-Danlos 综合征,而不是FMD。在初始评估时,建议从大脑到骨盆进行全面的动脉成像。这可以检测出以前未发现的动脉瘤。后续成像应只关注上述血管扫描中发现的受影响区域。建议以动脉健康作为医疗目的及生活质量改善的目标。血管重建是针对高危病变的。许多关于肾动脉的研究称,血管重建应该用于顽固性高血压或血管紧张素抑制后肾功能下降。对于直径>7mm 的未破裂的脑动脉瘤,应进行栓塞治疗。对于典型的非进展性疾病,大部分的评估是周期性的影像检查,重点是检测动脉瘤和控制症状。

临床小结

静脉超声显示无深静脉血栓形成。大隐静脉反流右侧大于左侧。磁共振静脉造影未见股静脉狭窄。患者成功接受了大隐静脉腔内消融,并因为机械性肺动脉瓣,对她进行了持续抗凝治疗。手术后,医生给患者定制了双侧梯度为 20~30mmHg 的弹力袜,除了睡觉的时候,她应全天穿着。

(郑明奇 译　刘楠 校)

参考文献

1. Warnes CA. Adult congenital heart disease. importance of the right ventricle. J Am Coll Cardiol. 2009;54:1903–10.
2. Valente AM, Bhatt AB, Cook S, Earing MG, Gersony DR, Aboulhosn J, et al. The CALF (Congenital heart disease in adults lower extremity systemic venous health in fontan patients) study.

J Am Coll Cardiol. 2010;56(2):144–50.

3. Tsetis D. Endovascular treatment of complications of femoral arterial access. Cardiovasc Intervent Radiol. 2010;33(3):457–68.

4. Warnes CA. Adult congenital heart disease: the challenges of a lifetime. Eur Heart J. 2017;38:2041–7.

5. Herrmann J, Yang EH, Iliescu CA, Cilingiroglu M, Charitakis K, Hakeem A, et al. Vascular toxicities of cancer therapies: the old and the new – an evolving avenue. Circulation. 2016;133:1272–89.

6. Vogelzang NJ, Bosl GJ, Johnson K, Kennedy BJ. Raynaud's phenomenon: a common toxicity after combination chemotherapy for testicular cancer. Ann Intern Med. 1981;95:288–92.

7. Kim TD, Rea D, Schwarz M, Grille P, Nicolini FE, Rosti G, et al. Peripheral artery occlusive disease in chronic phase chronic myeloid leukemia patients treated with nilotinib or imatinib. Leukemia. 2013;27:1316–21.

8. Khaddour K, Singh V, Shayuk M. Acral vascular necrosis associated with immune-check point inhibitors: case report with literature review. BMC Cancer. 2019;19:449.

9. Boland P, Heath J, Sandigursky S. Immune checkpoint inhibitors and vasculitis. Curr Opin Rheumatol. 2020;32:53–6.

10. Ravi C, Gang M, Reviewer P, Steven M Winograd MD. The keys to identifying toxicity from checkpoint inhibitor therapy are knowing the patient has received such therapy and connecting the various symptoms and signs to one cause. The toxicity from checkpoint inhibitor therapy resembles autoimmune disorde with skin, et al. Managing complications of new-age cancer therapy. Emerg Med Rep. 2019;40.

11. Kerber KA, Brown DL, Lisabeth LD, Smith MA, Morgenstern LB. Stroke among patients with dizziness, vertigo, and imbalance in the emergency department: a population-based study. Stroke. 2006;37:2484–7.

12. Buchbinder D, Steinberg G, Linetsky M, Casillas J. Moyamoya in a child treated with interferon for recurrent osteosarcoma. J Pediatr Hematol Oncol. 2010;32:476–8.

索　引